广东省中医院儿科主任医师
林季文
作序 推荐

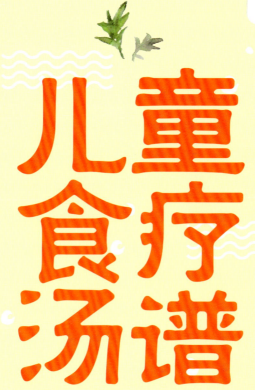

儿童食疗汤谱

佘自强亲传弟子和主要学术继承人
广东省人民医院中医科副主任医师 **林举择**
岭南汤王
原广东省中医院中药师 **佘自强** 著

化学工业出版社
·北京·

内容简介

本书为广东省人民医院中医科副主任医师林举择与广东省中医院中药师佘自强的合力之作。

本书根据小儿的生理特点和病例特点，详细列举了上百道儿童日常保健汤谱和儿童常见病辅助治疗汤谱。汤谱皆经过临床验证，安全有效。并详细介绍了广东汤的烹饪技巧、小儿常用食材和药材等基础知识，通俗易懂、实用性强，是一本不可多得的儿童食疗汤谱书。

图书在版编目（CIP）数据

儿童食疗汤谱／林举择，佘自强著. —— 北京：化学工业出版社，2018.4（2019.4重印）

ISBN 978-7-122-31702-5

Ⅰ.①儿… Ⅱ.①林… ②佘… Ⅲ.①小儿疾病-食物疗法②婴幼儿-保健-汤菜-菜谱 Ⅳ.①R247.1 ②TS972.122

中国版本图书馆CIP数据核字（2018）第047438号

责任编辑：王丹娜　李　娜　　　　　装帧设计：北京八度出版服务机构
责任校对：王　静

出版发行：化学工业出版社（北京市东城区青年湖南街13号　邮政编码100011）
印　　装：北京东方宝隆印刷有限公司
710mm×1000mm　1/16　印张16¾　字数250千字　2019年4月北京第1版第3次印刷

购书咨询：010-64518888　　　　　　　售后服务：010-64518899
网　　址：http://www.cip.com.cn
凡购买本书，如有缺损质量问题，本社销售中心负责调换。

定　价：68.00元　　　　　　　　　　　　　　　　　　　　　版权所有　违者必究

序 1

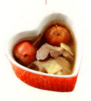

很多80后、90后的年轻父母,由于自己平素生活经验都欠缺,轮到自己来抚养小孩,对儿童的生理特点、常见病的家庭合理喂养不甚了解,往往觉得束手无策、焦头烂额。很多年轻父母都经常抱怨:自己的小孩经常小病不断,不知如何喂养,去一趟医院难,去医院看儿科医生更是难上加难!他们迫切希望能有一本专业的医学书籍指导自己找到一种适合日常家庭运用,既安全有效,又易于被儿童接受的辅助治疗疾病方法。

本书介绍的广东汤膳就符合这些年轻父母的要求。

在我国岭南地区,广东汤膳历史非常悠久,早已成为粤人日常生活方式之必备内容和广东饮食文化之重要标志。俗语有云:"宁可食无菜,不可饮无汤。"正是其生动写照。广东汤膳是中医饮食疗法中非常有岭南中医特色的一种。它是以日常饮食为主,加或不加入一些味甘淡或药性平凉的中药，因时、因地、因人、因病等的需要，做成色香味俱全的汤膳，再通过定期适量地饮用，以达到养生保健、强身健体和防病治病目的的治疗方法。广东汤膳具有融中草药和食物于一体，集预防和治疗于一身，食用方便而效果显著的应用特点，在我国儿科临床较为常用和实用，是普通家庭用于儿童日常保健防病的一种疗效确切可靠的绿色疗法。

被誉为"岭南汤王"的佘自强中药师是我人生中的一位重要恩师，我们师徒二人一直致力于对广东汤膳的收集、整理、设计、实践及研究工作。师傅甚至在离开我们的前一天晚上，还在和我仔细审改本书的编写大纲，再三叮嘱和指导我本书的写作要点和注意事项。如今恩师已驾鹤西去，我的脑海里却依然常常浮现出我们师徒二人在一起研究广东汤膳的美好画面。

衷心希望本书的出版能为广大祖国的花朵起到保驾护航的作用，能真正为广大父母排忧解难，也能真正为广东汤膳飞入全国寻常百姓家出一份力！乐见于此，感而自序。

2018年5月

序 2

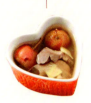

孩子是家庭的希望,也是家长关注的焦点。自己的孩子生病之后,家长真是心急如焚。我在广东省中医院从事儿科临床工作六十余载,每天都有不少家长向我反映孩子生病后不配合治疗、不愿意吃药等问题,并咨询孩子的日常饮食和保健方法。的确,给儿童喂药是个令父母和孩子双方都相当困难的问题。很多家长经常问我儿科的一些常见病、多发病能不能通过儿童容易接受的饮食疗法来治疗或者配合药物一起辅助治疗;有没有一本专业而又行之有效的儿童食疗书籍来参考,帮助自己的孩子早日恢复健康呢?

答案是肯定的!

中医饮食疗法(简称中医食疗)是中医治疗学的一个重要组成部分,它是在中医理论的指导下,运用食物配方来预防和治疗疾病的一种治疗方法。远在我国古代,就已经有"药食同源""寓医于食"的做法和说法了。如《黄帝内经》中指出:"虚则补之,药以祛之,食以随之,谷肉果菜,食养尽之。"到唐代,药王孙思邈提出:"夫为医者,当须先洞晓病源,知其所犯,以食治之,食疗不愈,然后命药。"孙思邈的观点充分说明食物与药物对治疗和预防疾病是同等重要的,使用原则和方法也是相一致的。

《儿童食疗汤谱》一书的作者之一佘自强中药师曾是我多年的同事，佘君在中医食疗，特别是广东汤疗领域造诣很深，有着丰富的临证经验，被大家赞誉为"岭南汤王"。而本书的另一作者林举择则是佘自强的亲传弟子和主要学术继承人，近几年来是我们广东中医药界的后起之秀，在学术上深得佘汤王的真传。他们师徒二人合作撰写的《儿童食疗汤谱》一书内容非常丰富，既有系统的儿科常用药食两用汤料的介绍和广东汤的烹饪方法、技巧，还有一系列儿童日常保健汤谱和儿科常见病、多发病的辅助治疗汤谱。书中的医学专业知识虽然较强，但文字叙述通俗易懂，让读者们可以快速上手，充分掌握和运用好广东汤的制作方法，为自己的孩子保驾护航。

俗话说"药补不如食补""是药三分毒"（毒，多指苦寒、泻下、辛燥药），为了孩子们的健康快乐成长，日常中家长不妨参考《儿童食疗汤谱》一书中所介绍的广东汤疗方法，亲自当一回孩子的药膳师，让自己的孩子远离疾病的困扰，茁壮成长。

阅读此书，心中不禁为佘自强中药师和林举择医师两位中医药同道暗暗点赞。他们师徒二人十年如一日在中医饮食疗法，特别是在有着浓郁岭南特色的广东汤文化的大力推广上不遗余力，成绩卓著，令我敬佩不已！藉此专著即将出版之际，我乐而为序，唯愿广大家长都能与我们医学同道一起，手持宝剑，心怀莲花，共同守护着孩子们从小小幼苗最终成长为一棵参天大树！

2018年5月

目录

Part 1
爸妈是孩子的第一个医生

了解孩子的生理特点 / 002
了解孩子疾病的病理特点 / 003
孩子喝对汤,少病又健康 / 004

靓汤在儿科的运用原则 / 008
靓汤的特点及运用原则 / 009
靓汤的进饮讲究 / 010

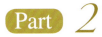

Part 2
常用食材、药材的介绍

常用食材介绍 / 012

常用中药材介绍 / 026

Part 3
靓汤的常用做法和烹饪技巧

靓汤的常用做法 / 034
靓汤常用食材的处理技巧 / 034

靓汤常用佐料介绍 / 035
靓汤的烹饪技巧 / 035

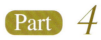

儿童日常保健汤谱

健脑益智类 / 038

栗子芡实煲排骨汤 / 039

天麻龙眼肉炖猪脑汤 / 040

益智仁柏子仁煲瘦肉汤 / 041

开胃消滞类 / 042

山楂谷麦芽煲牛肚汤 / 043

山楂扁豆金银肾汤 / 045

鲜山楂炖鸭肾汤 / 046

助长发育类 / 047

翡翠生蚝鲜汤 / 048

黄豆眉豆煲鱼骨汤 / 049

强身健体类 / 050

桂枣淮山汤 / 051

苹果银耳煲猪腱汤 / 052

大薯排骨汤 / 053

安神助眠类 / 054

银耳麦冬百合煲乳鸽汤 / 055

鲜莲子灯芯草炖瘦肉汤 / 056

五叶神炖笋壳鱼汤 / 057

固表止汗类 / 058

糯稻根淮山煲泥鳅汤 / 059

牛肉芪麦汤 / 060

清肠通便类 / 061

玉米仔香菇滚江瑶柱汤 / 062

丝瓜鲜笋滚笋壳鱼汤 / 063

胡萝卜黄豆鸡脚煲章鱼汤 / 064

Part 5
儿童常见病辅助治疗汤谱

五官科疾病 / 066

过敏性鼻炎 / 066
炒苍耳子红枣汤 / 067
辛夷花黄芪煲鸡蛋 / 068
辛夷花细辛白芷鱼头汤 / 069

鼻出血（鼻衄） / 070
鲫鱼石膏煲豆腐汤 / 071
鲜生地二根饮 / 072
鲜藕汁白糖饮 / 073

麦粒肿 / 074
蛤蜊滚黄瓜汤 / 075
菊花甘草汤 / 076
黄花菜马齿苋滚瘦肉汤 / 077

结膜炎 / 078
菊花金银花冰糖饮 / 079
灯芯草苦瓜煲猪腒汤 / 080
决明子夏枯草煲瘦肉汤 / 081

小儿弱视 / 082
五味密蒙花甜汤 / 083
独脚金菊花滚猪肝汤 / 084
苍术枸杞头炖羊肝汤 / 085

中耳炎 / 086
地胆头煲番鸭汤 / 087
夏枯草马齿苋滚金银蛋汤 / 088

口臭 / 089
龙脷叶麦冬黄豆煲白鲫鱼汤 / 090
龙脷叶雪梨煲瘦肉汤 / 091

小儿唇色异常 / 092
生熟地黄猪瘦肉汤 / 093
参芪归羊肉汤 / 094
红参桂圆肉炖猪腱肉 / 095
莲子陈皮老鸭汤 / 097

呼吸系统疾病 / 098

感冒 / 098
黑蒜头炖白肺汤 / 099
黄豆猪瘦肉滚鲜薄荷汤 / 100
芫荽滚鱼片汤 / 101

急性支气管炎 / 102
鲜鱼腥草百合煲猪肺汤 / 103
霸王花南北杏煲猪䐋汤 / 104

肺炎 / 105
海底椰南杏炖鳄鱼肉汤 / 107

咸竹蜂罗汉果炖瘦肉汤 / 108

急性扁桃体炎 / 109
南杏猫爪草煲猪瘦肉汤 / 110

咸橄榄芦根炖瘦肉汤 / 111

胖大海猫爪草炖鹧鸪汤 / 112

急性咽喉炎 / 113
金鼓鱼煲百合汤 / 114

青榄枇杷花炖土猪肉汁 / 115

咸柑桔炖鹧鸪汤 / 116

哮喘 / 117
原只鲜橙炖瘦肉 / 118

陈皮川贝炖鳄鱼肉汤 / 119

参贝炖羊胎盘汤 / 121

儿童慢性咳嗽 / 122
浮皮肉末滚西洋菜 / 123

北沙参麦冬虫草炖瘦肉汤 / 124

海参白果煲老母鸡汤 / 125

消化系统疾病 / 126

小儿食积 / 126
丝瓜草菇滚笋壳鱼汤 / 127

冲菜大豆芽滚瘦肉汤 / 128

谷芽麦芽炖鸭肾汤 / 129

厌食 / 130
独脚金淮山煲猪肚汤 / 131

番茄滚山斑鱼汤 / 132

砂仁白术炖牛肉汁 / 133

口疮 / 134
莲子莲蓬绿豆煲排骨汤 / 135

淡竹薯淮山炖冰糖 / 136

玄参麦冬煲瘦肉汤 / 137

急性胃肠炎 / 138
鲜马齿苋滚土猪肉汤 / 139

淮山炒扁豆煲猪瘦肉 / 140

马蹄淮山丝瓜羹 / 141

疳证 / 142
玉竹马蹄淮山煲鸡壳汤 / 143

枳棋子甘蔗煲猪心猪肺汤 / 144

鸡屎藤根谷芽煲猪小肚汤 / 145

泌尿系统疾病 / 146

泌尿道感染 / 146
地胆头薏米煲猪腱子肉汤 / 147

车前草茅根煲猪小肚汤 / 148

黄沙蚬豆腐滚冬瓜片汤 / 149

急性肾炎 / 150
崩大碗白茅根煲鲫鱼汤 / 151

荠菜蛋花鸡汤 / 153

鲜蚕豆冬瓜皮汤 / 154

肾病综合征 / 155
生北芪炖水鱼汤 / 157

赤小豆鲤鱼煲冬瓜汤 / 159

田七片茯苓煲田鸡汤 / 160

遗尿 / 161
淮山龙虱煲猪瘦肉汤 / 162

白果芡实覆盆子煲猪小肚汤 / 163

夏枯草茅根煲猪小肚汤 / 165

尿频 / 166

鲜茅根车前草煲猪小肚汤 / 167

山萸肉核桃炖兔肉汤 / 168

桑螵蛸淮山煲猪腰汤 / 169

传染性疾病 / 170

麻疹 / 170

芫荽马蹄水 / 171

紫草茸甜汤 / 172

鲜蘑菇豆腐煲鲫鱼汤 / 173

水痘 / 174

马蹄芦根煲瘦肉汤 / 175

金银花绿豆煲老鸽汤 / 176

板蓝根银花冰糖饮 / 177

痄腮（流行性腮腺炎）/ 178

银花牛蒡煲猪瘦肉汤 / 179

绿豆蚝豉炖奶白菜汤 / 180

板蓝根绿豆煲水鸭汤 / 181

手足口病 / 182

板蓝根薏米冰糖饮 / 183

粉葛扁豆薏米煲猪肺汤 / 184

玄参玉竹炖水鸭汤 / 185

流行性脑脊髓膜炎 / 186

三根雪梨饮 / 187

双角蝉蜕清炖椰子水 / 188

西洋参太子参炖猪脑汤 / 189

小儿肝炎 / 190

绵茵陈夏枯草煲田螺汤 / 191

苓术茵陈煲猪肚汤 / 193

枸杞头菊花煲青皮鸭蛋汤 / 194

痢疾 / 195

鲜马齿苋滚咸蛋汤 / 196

薏米藕粉羹 / 197

淮山芡实炒扁豆煲笋壳鱼 / 198

皮肤科疾病 / 199

湿疹 / 199

鲜土茯苓煲乌龟汤 / 200

胡萝卜黄豆鸡脚煲章鱼汤 / 201

白鲜皮薏米煲冬瓜汤 / 202

松子仁沙参红枣炖兔肉汤 / 203

痱子 / 204

祛暑四豆汤 / 205

荷叶翠衣煲猪扇骨汤 / 206

竹蔗马蹄煲水蛇汤 / 207

接触性皮炎 / 208

鲜蒲公英滚土猪肉汤 / 209

鲜薄荷叶马蹄滚鸡杂汤 / 210

臭草绿豆甘草汤 / 211

其他儿童常见病症 / 212

发热 / 212

竹蔗马蹄茅根饮 / 213

胡萝卜马蹄饮 / 214

金银花薏米煲绿豆甜汤 / 215

川崎病 / 216
桑菊罗汉果饮 / 217
羚羊角痰火草炖鹧鸪汤 / 218
黑木耳丹参煲瘦肉汤 / 219

儿童多动症 / 220
甘麦红枣核桃煲猪心 / 221
黑豆珍珠母煲乌龟汤 / 222

虫证 / 223
使君子谷芽煲猪瘦肉汤 / 224
南瓜子凤眼果煲猪肚汤 / 225

佝偻病 / 226
黄豆煲鲩鱼骨汤 / 227
生蚝芡实煲猪骨汤 / 228
虾皮鹌鹑蛋羹 / 229

肥胖症 / 230
炒薏米炖田螺汤 / 231
车前草煲冬瓜汤 / 232
芹菜煲鲫鱼汤 / 233

体弱亚健康儿童 / 234
鸡枞菌煲珍珠鸡汤 / 235
白糖参炖猪瘦肉汤 / 236
山药胡萝卜煲鲫鱼 / 237

淋巴结肿大（淋巴结炎）/ 238
痰火草鲍鱼煲猪脊骨汤 / 239
凤栗壳猫爪草蜜枣煲猪横脷汤 / 240
夏枯草淡菜炖猪瘦肉汤 / 241

小儿汗证 / 242
糯稻根太子参煲泥鳅汤 / 243
浮小麦糯稻根煲羊肚汤 / 244

中暑 / 245
芦笋鲜莲子煲瘦肉汤 / 246
丝瓜黑木耳滚鲜沙虫 / 247
西瓜皮淮山薏米煲鲫鱼 / 249

五迟、五软 / 250
百合石菖蒲炖海马汤 / 251
补肾强骨猪蹄筋汤 / 253
鹿茸参杞炖羊胎盘汤 / 254

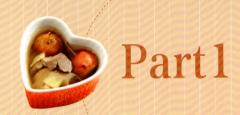

Part 1

爸妈是孩子的
第一个医生

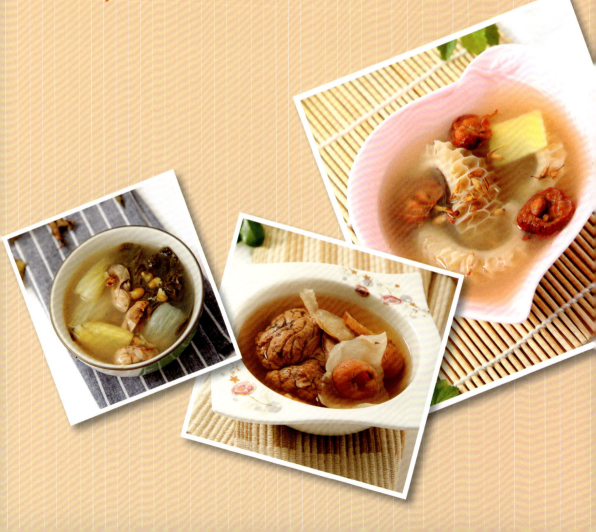

了解孩子的生理特点

孩子在不同的生长发育阶段，不同年龄阶段都有不同的机体特点，其身体的各种组织器官、生理功能都处于尚未成熟的状态，随年龄增长才逐渐趋于完善。而且年龄越小，这种不成熟表现越显著，因此不能简单地把小儿看作成人的缩影。中医对小儿生理特点归纳起来，主要为"脏腑娇嫩，形气未充；生机蓬勃，发育迅速"。掌握孩子的这些生理特点，对于孩子日常的健康保育和饮食实践都具有极其重要的意义。

脏腑娇嫩，形气未充

小儿出生之后，五脏六腑均较娇嫩脆弱，气血未充，经脉未盛，筋骨未坚，内脏精气不足，卫外机能未固，阴阳两气均属不足。其中，以"肺常不足""脾常不足""肾常虚"最为显著，是"外感六淫侵袭""脾胃虚弱"等常见病理表现的生理基础。古代医家根据小儿这些机体特殊表现，提出"稚阴稚阳"的观点，认为小儿机体是"稚阳未充，稚阴未长"，其中"阴"是指体内精、血、津液等物质，而"阳"是指体内脏腑的各种生理功能活动。故"稚阴稚阳"是指小儿在物质生理功能方面，都表现为幼稚和不完善，处于不断生长发育过程中。

生机蓬勃，发育迅速

小儿机体如萌土之芽，在正确的哺育下，得到迅速成长。在此过程中，体格、智慧以及脏腑功能均不断趋于完善和成熟，且年龄越小，其生长发育的速度越快。古代医家观察到小儿的这种生机蓬勃、发育迅速的动态特点，提出小儿为纯阳之体的观点。所谓"纯阳"，是指小儿阳气旺盛。我国现存最早的一部儿科著作《颅囟经》中，首先提出了"凡孩子三岁以下，呼为纯阳"的说法，生机属阳，阳生则阴长。"纯阳"主要体现小儿机体生长发育迅速的特点，其对水谷精微的需求格外迫切，在机体阴长阳生的新陈代谢过程中，常常表现为阳气旺盛，而相对阴液则不足。也正是由于这种阳气旺盛的生理特点，才能使小儿以成人无法比拟的生长速度发育成长。

阳常有余，阴常不足

人体（包括小儿）只有"阴平阳密，精神内守"的阴阳相对平衡，才能维持生命正常活动。在阴阳平衡运动中，处在生长发育时期的小儿，阳为主导，阳占优势，表现出"阳常有余，阴常不足"的生理状态。这在五脏常常表现出"三不足，二有余"，即肺常不足，脾常不足，肾常虚，而肝常有余，心常有余。造成小儿这一生理特点的原因是五脏生成、发育的速度和峰值不同。

了解孩子疾病的病理特点

除了了解孩子的生理特点之外，还必须掌握孩子疾病的病理特点，这对于了解小儿常见病的发生发展以及治疗，都有着极其重要的意义。临床上掌握了儿科疾病的病理特点，根据四诊合参，我们对儿科的临床辨证才能较为准确，遣方用药才更能有的放矢。

易于发病

由于脏腑娇嫩、形气未充，小儿总体表现为对某些疾病的抵抗能力差，且寒暖不能自知，饮食不能自节，导致于外易感六淫邪气，于内易由饮食所伤，肺脾两脏疾病的发病率特别高。若护理不当，偏于寒热，邪气由表而入，侵袭于肺，则易出现咳嗽、哮喘、肺炎等。小儿发育迅速，所需水谷较成人迫切，但又脾虚不运，则易导致呕吐、泄泻的症状。

易于变化

小儿不仅容易发病，且病情变化迅速，易虚易实，易寒易热。患病之后，调治护理不当，容易轻病变重，重病转危。

易于康复

由于小儿生机蓬勃，处于蒸蒸日上、不断生长的阶段，脏气清灵，活力充沛，患病后若得到及时治疗和正确护理，身体恢复便较为迅速，早晚变化十分明显。明代《景岳全书·小儿则》中记载，小儿"脏气清灵，随拨随应，但能确得其本而摄取之，则一药可愈"，这是对小儿这一病理特点的概括。

孩子喝对汤，少病又健康

小儿饮食疗法是以饮食为主，加入一些无渣或少渣、味淡或性平的中药，因时、因地、因人、因病等的需要，做成色香味美的食物或药膳，再通过定期适量服食，以达到保健强身、防病治病目的的治疗方法。

在我国岭南地区，人们最常做的事情就是煲汤，无论是养生、调理、预防疾病等都有相对应的食补秘方。然而对于父母长辈来说，最头疼的莫过于给孩子煲什么汤水了。如孩子感冒发烧了，适宜煲什么汤水；孩子过于瘦弱或肥胖，适宜煲什么汤水；寒凉暑热，容易咳嗽，又该如何按四季对孩子进行调理，增强身体抵抗力？幼小的孩子适合和全家人一起喝同样的汤水吗？诸如此类的喂养问题常常困扰着大人，迫切需要专业的医学专家和书籍为自己答疑解惑。

儿童汤水自有"方"

现代家庭常常一煲汤全家人喝，对于脾胃较弱的孩子来说，其实并不适合与大人喝同一汤水。对于孩子常见的健康问题，其实是有其独自的食疗汤方的。例如：

★ 小儿积滞、消化不良、胃口不佳

现在孩子最大的特点就是吃东西没胃口。以前的孩子是抢着吃饭，现在的孩子是家长拿着饭碗追着才会吃。一方面孩子的零食吃得太多了，另一方面孩子放学路上如果饿了，也会买点东西垫垫肚子，以至于回家后胃口就没那么好了。为此，我们常推荐饮用山楂谷麦芽煲牛肚汤。在传统谷芽麦芽煲牛肚汤的基础上，加入少量山楂，增加其消食健胃的作用。

★ 小儿感冒发热

孩子感冒发热，没有食欲怎么办？家长此时可以给孩子做些性味甘凉、清润解表的滚汤，既开胃，又可以辅助治疗感冒。例如芫荽滚鱼片汤，汤中的芫荽有驱寒发汗的功效，鲜美的汤水也可以帮助孩子补充水分，避免发热脱水。

★ 小儿烦躁焦虑

如果孩子出现焦躁的问题，动不动就哭闹、摔东西，有经验的长辈会说："孩子可能'心火盛'，要煲一些下火的汤水。"这时候，最常用的靓汤就是淡竹叶莲子心龙齿炖猪瘦肉了。这是一个传统的广东汤老方子，对于3岁左右的小宝宝来说，用淡竹叶10克、莲子心3克、生龙齿5克，而大一些的孩子可以加至淡竹叶15-30克、莲子心3-6克、生龙齿10克煲汤饮用，即可清心下火。

★ 小儿过敏性鼻炎

过敏性鼻炎，是广东人的"老熟人"了，这源于岭南天气多"湿"的特性。中医认为这是脾肺虚复感风寒湿邪所致，推荐饮用炒苍耳子红枣汤来调理改善。需要提醒的是，苍耳子不一定要炒，但如果给较小的孩子喝，由于苍耳子药性有点寒凉，且有点小毒，建议煲之前最好不下油盐地干炒一炒，就可以去掉其寒凉性了。

总的来说，日常要结合四时气候变化、小儿体质虚实和病证特点综合来辨证择汤，这样才能更好地为小儿的健康成长"保驾护航"。

药材煲的汤，小儿不能乱喝

广东人喜欢煲汤，一年四季都少不了各种汤水，尤其是秋冬季节。"老广"煲汤讲究药食同源，喜欢放些中药材，如淮山、北芪、西洋参、薏米等。临床上最常碰到的误区就是给大人煲的药材汤，不管是壮阳还是滋阴，小孩子竟然也跟着在喝。中医认为小儿为"稚阴稚阳之体"，又是"纯阳之体"，平时的饮食不能太补，不宜长期使用温阳药物，常用的补血、补气的药材也需要在专业中医师的准确辨证指导下适当使用，并且需要注意药物的分量。

小儿喝的汤，能用什么中药材？

这么多中药材都不适合小儿食用，那么平时想给小儿煲些汤水，可以用什么药材呢？健脾胃的中药，基本都能给小儿用。脾胃好了，小儿的体质就上去了，自然就少病少痛，平安长大。常用的健脾胃中药材有党参、太子参、谷芽、麦芽、山楂、独脚金、淮山、芡实、莲子、茯苓、白扁豆等，这些药材有健脾开胃、消滞祛湿的作用。对于脾胃虚弱的孩子，可以常常煲点喝，分量也无需太多，3岁以上的孩子每次每种健脾胃药材用10-15克便可以了。特别是太子参，又叫孩儿参、童参，有补气益血、生津、补脾胃的作用，对宝宝夏季久热不退、食欲缺乏、咳嗽、心悸等虚弱之症以及病后体弱无力、自汗、盗汗等症都有很好的辅助效果，平时可以多用来煲瘦肉汤给孩子喝。

小儿不能用的煲汤药材

一般而言，健康的宝宝是正常体质，并非阳虚或阴虚，所有的壮阳、滋阴的药都不要用，用了反而会破坏小儿脏腑功能的阴阳平衡。如果真要补，就必须按照医生的专业指导，把握用量，不要觉得反正是汤水，而不是药，喝多少无所谓。其实，加了中药材，汤就成了药汤，用不对的药就是毒药。而且孩子病一好，就应该停止使用，避免长期过多进食，否则容易改变小儿本身的体质。

有位老人家体质属于阴虚，常年用沙参、玉竹、麦冬煲老鸭。这是广东人常用的食疗方，方子本身没有问题，这位老人家自己喝也对证，但问题是她每次煲汤都是一煲一大锅，给全家人喝，包括年幼的孙子。偏偏这位小孙子又是"食肉兽"，每次喝汤吃肉都要两三碗。没几个月下来，小孙子就逐渐变成了阳虚体质，动不动就感冒发烧，要么就是咳嗽、闹肚子，反反复复，大人很是闹心。沙参、玉竹、麦冬还有老鸭，都是滋阴、清热的东西，对广东的湿热天气来说，这是一款很好的食疗汤水。但给小儿长期大量饮用，就出问题了。小儿若长期服用这款清补汤，则会损伤阳气，阳气不足，就不能把湿气排出体外，会造成脾肾虚弱，按照西医的说法就是免疫力低下，自然就容易生病。

还有，广东人常用的鸡骨草煲猪横脷。猪横脷是猪的脾脏，按照中医以形补形的观点，孩子食用可以补脾，但是鸡骨草功擅清肝热、解湿毒，对小孩而言过于寒凉，常喝会伤人体阳气，导致脾胃亏虚和正气不足。

民间流传田七炖鸡给孩子喝能长高。对于这道药方，田七有生熟之分，生田七可以散血消肿，是治疗跌打刀伤的良药；而熟田七则可以补血补气、祛瘀生新，妇女产后可以服用。但是，不管是生田七还是熟田七，对孩子娇嫩的身体而言，药性过猛，属虎狼之药，除非真的是出了问题生了病，否则日常食疗不宜常用。

感冒初愈一般不能用黄芪等滋补药材

小儿一般肺气弱，外感风邪、寒邪、痰湿等病邪未清的时候不能太早滋补。有的家长怕孩子感冒后太虚，就会用黄芪煲汤，黄芪补气效果明显，医生多用来治小儿盗汗。孩子感冒出的汗会比往时多，有的家长就会用黄芪煲瘦肉给孩子喝。其实，这种做法并不恰当。黄芪性温，感冒未清，不能使用。除非是明显的气虚，否则就是日常煲汤，也不能常用。值得一提的是，还有的家长自己补血，阿胶、熟地、枸杞子、当归都是常用药材，但是这些药材对小儿而言，太过腻滞滋补，除非中医辨证认为血虚明显，确有用药指征，否则一般都很少使用。

多食人参、鹿茸等会导致孩子性早熟

有家长问羊胎盘、人胎盘能不能给小儿吃。中医认为小儿乃纯阳之体，本身就具备蓬勃的生机。人参、鹿茸等大温大燥的补益药材易导致小儿性早熟，一般不建议给小孩吃。

保护小儿阳气，勿用苦寒之药

对孩子而言，阳气为身体健康之本，家长要注意保护好孩子的阳气，尤其注意不要长期食用苦寒性质的食物或者饮用苦寒性质的汤饮，否则就会导致脾肾受损，阳气不足。此外，苦寒性质的食物或者中药材过多使用也会造成小孩自汗、盗汗、胃口差。家长还要注意少让孩子吃生冷的东西，如雪糕、汽水等冷饮，这也会伤了孩子的阳气。

靓汤在儿科的运用原则

靓汤有四大作用：佐餐、养生、辅助治疗疾病和维系亲情。

（1）佐餐：汤能提供足够的水分，补充人体对水的生理需求，同时美味可口的汤可诱人食欲。

（2）养生：人们把汤看作最佳的营养品，按不同的季节、年龄、性别、体质、健康状况或特殊的生理需求，选择不同的汤，收到不同的效果，或是

健康长寿，或是强身壮体，或是养颜美容，或是清补滋润，或是消暑清热等。

（3）辅助治疗疾病：辨病辨证，配伍成特点鲜明的汤品，对疾病的康复、身体的调理起到很好的作用。

（4）维系亲情：靓汤虽然不是什么治病救人的灵丹妙药，却能让人觉得每天离不开，让人想起妈妈的关爱，还有家的味道……所以很多时候家里煲的汤又俗称为"住家汤"。每当端起汤碗的时候，就会令人品尝到一种亲情和家庭关爱。而广东人也一直坚信"识煲汤的男人，必定是顾家的男人"。

靓汤的特点及运用原则

靓汤的最大特点是运用了"上工治未病"的思路。在中华民族几千年来的防病、治病、养生文化中，靓汤及广东凉茶、广东糖水、广东药酒等渗透着中医食疗文化的药膳起到了非常重要的作用。

根据靓汤的四大作用，"立足儿科自身的特点，结合每个小儿个体化特征来辨证择汤"是靓汤用于小儿药膳食疗必须遵循的基本原则。

小儿为稚阴稚阳之体，对疾病的抵抗力及耐受力较差，且病变发展迅速，易虚易实，易寒易热，药食稍不得当，体质和病证就会出现偏差。因此，辨证择汤是儿科防病治病的食疗关键。广东汤膳食材的选配和汤谱的设计应根据小儿体质和疾病寒热虚实情况，结合食物的性味功效以及小儿病证特点加以确定。如寒证宜食温性食物，热证宜食凉性食物；虚证宜进食补养食物，而阳虚者宜温补，阴虚者宜清补，实证宜进食消导之品。由于小儿为纯阳之体，生机蓬勃，又是稚阳体，邪气易侵袭，临床多见表证、热证、实证。故食物应偏于辛散、清凉、滋润、消导之品，慎用温补、伤阴、攻伐之物。小儿肺、脾、肾脏常虚，阴常不足，阳常有余，选食补益宜偏重补肺、健脾、填精益肾、益气养阴之类。针对小儿病证特点择食，可使食疗达到立竿见影的效果。

靓汤的进饮讲究

靓汤用作日常佐餐时,一般于进餐前饮用;用作养生、辅助疾病治疗时,一般是餐前2小时或餐后2小时或睡前2小时饮用。在饮用的量上,一般是1-2碗(约250-500毫升)即可,量多了容易冲淡胃液而影响消化吸收。

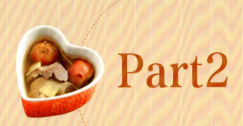

Part2

常用食材、药材的介绍

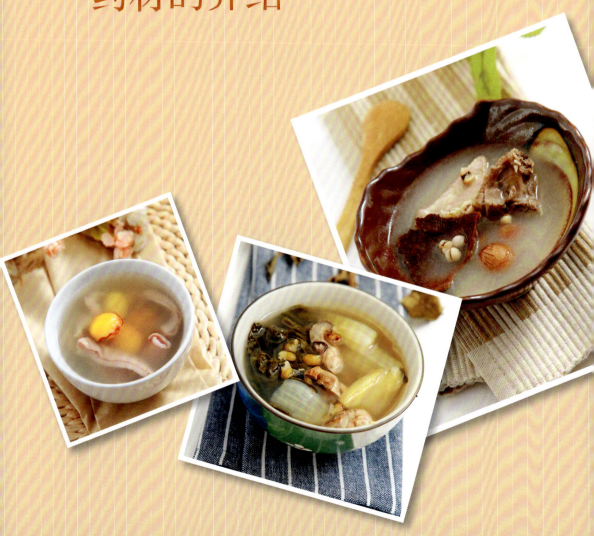

常用食材介绍

	品种	性味	归经	功效
五谷类	稻米	甘，平	脾、胃经	补中益气、调和脾胃、强身健体、止泻痢、除烦渴
	糯米	甘，温	脾、胃经	补中益气、暖脾胃、缩小便、止泄泻、敛盗汗
	小麦	甘，凉	心、肝、脾经	养心气、舒肝气、厚肠胃、实肌肤、除烦止渴
	大麦	甘、咸，凉	肝、脾、胃经	益气调中、开胃消食、疏肝气
	燕麦	甘，平	脾、胃、肾经	健脾胃、通血脉、壮筋骨、降血脂
	荞麦	甘，微寒	脾、胃经	实肠胃、消积滞、清肺热、解疮毒
	高粱	甘、涩，温	胃、大肠经	温中固肠、收敛止泻
	小米	甘、咸，微寒	脾、胃、肾经	益脾胃、养肾气、清胃热、利小便
	玉米	甘，平	胃、肾经	补中益胃、利尿
豆类	黄豆	甘，平、微寒	脾、胃经	补益脾胃、利大肠、消水肿
	豆腐	甘、咸，寒	肺、大肠经	益气和胃、生津润燥、清热利尿
	豆浆	甘，平	肺、胃、大肠经	补虚和胃、清热利尿、利大肠
	大豆芽菜	甘，平、微寒	肺、胃经	除胃中积热、消水肿胀痛
	黑豆	甘，凉	肝、脾、肾经	补脾肾、益气血、利水消肿

续表

	品种	性味	归经	功效
豆类	绿豆	甘，寒	心、肝、胃经	厚肠胃、清热解毒、利水消肿、消暑止渴
	绿豆芽菜	甘，微寒	脾、胃经	清利三焦、解热毒
	赤小豆	甘，平	心、小肠、肾、膀胱经	清利湿热、排痈肿脓毒、健脾胃、消水肿
	白扁豆	甘，平	脾、胃经	健脾祛湿、止泻痢、清暑热、止消渴
	蚕豆	甘、微辛，平	脾、胃经	和脾胃、利湿消肿
	红豆	甘、咸，平	脾、肾经	健脾胃、养血、补肾生髓、止消渴
	眉豆	甘，平	脾、肾经	补五脏、暖脾胃、益肾气、消水肿
	豌豆	甘，微寒	脾、胃、大肠经	益中气、治消渴
水果类	西瓜	甘，寒	心、肺、脾、肾经	清暑热、宽中下气、除烦、生津止渴、利尿
	西瓜翠衣（西瓜皮）	甘，寒	心、肺、脾、肾经	清热解暑、利水利尿
	香蕉	甘，寒	肺、大肠经	清热、润肺、利大肠、除烦渴
	大蕉（芭蕉）	甘、微酸，平	脾、胃、大肠经	和脾胃、清热润肠
	甘蔗	甘，平	肺、脾、胃经	宽胸膈、除烦热、和胃悦脾、生津止渴、利大小肠
	竹蔗	甘，凉	肺、脾经	清热、润肺、生津止渴、解毒利尿
	马蹄（荸荠）	甘，寒	肺、胃经	清热、润燥、消食积、化痰
	木瓜（番木瓜）	甘，平、微寒	肺、胃经	健胃、消肉食积滞、润肺止咳

续表

	品种	性味	归经	功效
水果类	梨	甘、微酸，寒	心、肺、胃经	清心润肺、消痰降火、生津止渴、除烦热、利大小便
	山竹	甘、微酸，寒	肺、胃经	清热降燥火、醒胃消食、生津止渴、去脂润肤
	苹果	甘、微酸，平	肺、脾、胃经	健脾和胃、生津止渴
	荔枝	甘、微酸，温	心、脾经	鲜荔枝肉益气、补脾养血、生津止渴；干荔枝肉温肾补脾
	桂圆（龙眼肉）	甘，温	心、脾、胃经	补心安神、益智、健脾养血
	榴梿	甘，热	脾、肾经	温脾补气、固肾壮阳
	橙子	甘、微酸，平	肺、胃经	润肺生津、止咳化痰、消食
	柑	甘、微酸，微温	肺、胃经	生津止渴、助消化、利肠胃
	橘	甘、酸，微温	肺、胃经	润肺止咳、开胃消食、生津止渴
	柚子	甘、酸，微寒	肺、胃经	润肺止咳、下气化痰、健胃消食
	金橘	甘、酸、微辛，微温	肺、胃经	化痰下气、宽胸快膈、消食、生津止渴
	柠檬	酸，平	肺、肝、胃经	行气健胃、生津止渴、化痰止咳、醒脑、止呕
	葡萄	甘、微酸，平	肺、肝、脾经	益气补血、生津止渴、充饥、利小便、透疹
	蒲桃	甘，平	脾、胃经	益气、宁心、和脾胃
	黄皮	甘、微酸、微苦辛，平	肺、脾经	生津止渴、健胃助消化、顺气、化痰止咳
	柿子	甘、涩，寒	肺、脾经	润肺生津、清热解渴
	柿饼	甘、涩，平	肺、脾经	健脾、止呃逆、涩肠止泻

续表

	品种	性味	归经	功效
水果类	菠萝	甘、酸，微温	肺、大肠经	清热解暑、生津止渴、开胃消食、通利大小便
	菠萝蜜（树菠萝）	甘，微温	胃、大肠经	果肉生津止渴、通便；核仁煮熟味似栗子，补中益气
	释迦果	甘，平	肺、脾经	清甜润肺、健脾醒胃
	阳桃	甘、酸，平	肺、胃经	清肺胃热、消食、下气除痰、生津止渴
	枇杷果	甘、酸，平	肺、胃经	润肺止咳、生津止渴、下气降逆、和胃
	杧果	甘、酸，微温	肺、胃经	润肺化痰、生津止渴、和胃
	西梅	甘，平	脾、胃、大肠经	健脾胃、补血、通便、养颜护肤
	杨梅	甘、酸，温	脾、胃经	生津止渴、和胃消食、祛痰止呕
	樱桃（车厘子）	甘、微酸，温	脾、胃经	补中益气、补血、健脾和胃、润泽肌肤、通便、生津止渴
	番石榴	甘、涩，平	脾、大肠经	收敛止泻
	石榴	甘、酸、涩，微温	脾、大肠经	收敛止泻、固大肠、生津止渴、润肺止咳
	桃子	甘、酸，微温	肺、大肠经	润肺止咳、生津、通便
	李子	甘、酸，微温	肝、胃经	生津止渴
	青梅	酸，平	肺、脾、大肠经	生津止渴、消食醒胃、敛肺、涩肠止泻、驱虫安蛔
	杏	甘、酸，微温	肺、大肠经	生津解渴、通肺气
	火龙果	甘，平，微寒	肺、胃、小肠、大肠经	消暑解毒、润肺生津、通利二便、养颜
	鲜枣	甘，微温	肺、胃经	润肺通便、健胃滋养

续表

	品种	性味	归经	功效
水果类	鲜山楂	酸、涩，微温	脾、胃、肝经	健脾胃、消食导滞、活血化瘀
	香瓜	甘，寒	肺、胃、小肠经	清暑热、除烦渴、利小便
	哈密瓜	甘，寒	肺、胃、小肠经	清暑热、生津液、除烦渴、利小便
	橄榄	甘、酸、涩，平	肺、胃经	清热解毒、利咽喉、生津止渴
	菱角	甘，凉	胃、大肠经	清暑热、止渴、利尿、解酒毒
	无花果	甘，平	肺、脾、胃经	清心润肺、除痰火、健胃消食、润肠通便、利咽喉
	红毛丹	甘、微酸，平	脾、胃经	生津止渴、补脾益气
	人心果	甘，平	肺经	清心润肺、止咳化痰、利咽喉
	凤眼果	甘，平	脾、胃经	益气健脾、固肾、止泄泻
	椰子	甘，凉	肺、脾经	椰子水清肺胃热、消暑解渴；椰子肉补气养颜
	余甘子（油柑）	酸、涩、甘，凉	肺、胃经	生津止渴、清热利咽、润喉止咳
	人面子（柞面）	酸、微甘，平	脾、胃经	和胃消食、生津解毒
	猕猴桃（奇异果）	微酸、甘，寒	肺、胃经	调中下气、生津止渴、解热除烦
干果类	花生	甘，平	肺、脾经	醒脾和胃、养血止血、养颜益智、润肺止咳
	腰果	甘，微温	脾、肾经	补脾益肾、滋润强壮、美容润肤、润肤通便

续表

	品种	性味	归经	功效
干果类	核桃	甘，温	肺、脾、肾经	温肺肾、补气养血、纳气平喘、补髓益脑、润肤黑发、强壮筋骨、润肠通便
	板栗	甘，温	脾、肾经	益肾气、厚肠胃、壮腰膝、强筋骨
蔬菜类	韭菜	辛、涩，温	胃、肾、大肠经	补肾壮阳、温中暖胃、通大便
	葱	辛，温	肺、胃经	解表发汗、通阳解肌、健胃、疏通关节、透疹
	洋葱头	辛，温	心、胃经	温中下气、消谷食肉滞、杀虫除湿
	薤白（藠头）	辛、苦，温	肺、胃、大肠经	温中助阳、散结气、行气导滞
	蒜头	辛，温	肺、脾、肾经	温中祛寒、健胃消食、除湿痹、疗疮癣、抗菌杀虫
	青蒜苗	辛，温	肺、脾经	暖胃醒脾、消谷食、作调味佐料
	辣椒	辛，热	肝、胃、大肠经	温中散寒、健胃、增进食欲
	花椒	辛，热	脾、胃、肾经	温中散寒、健胃、消宿食、除湿止泄泻
	八角茴香（大茴香）	甘、辛，温	胃、肾、膀胱经	温中散寒、开胃、行气止痛
	小茴香	辛，温	脾、胃经	健脾开胃、消食
	胡椒	辛，温	肺、胃、肾经	温中暖肠胃、壮肾气、除脏腑中风冷、祛寒痰、除寒湿
	生姜	辛，温	肺、脾、胃经	祛风散寒发汗、健胃止呕、增进食欲、祛痰止咳、解鱼虾蟹毒
	芫荽（香菜）	辛，微温	脾、胃经	醒脾调中、健胃消食、透疹

续表

	品种	性味	归经	功效
蔬菜类	芹菜	甘、辛，平	肝、肾经	祛风健胃、平肝除烦热、增进食欲
	冬瓜	甘，微寒	肺、胃、小肠经	清暑热、止消渴、除烦闷、利尿消肿、减肥瘦身
	节瓜（毛瓜）	甘，平	肺、胃经	消暑解渴、清脾胃热、健胃、利尿
	苦瓜	苦，寒	肝、大肠经	解暑热、除烦、清肠、清心明目
	丝瓜	甘，寒	心、肺、小肠经	清热、除热痰、凉血解毒、通经络、利关节、通利大便、除口臭
	黄瓜（青瓜）	甘，凉	肺、胃、小肠经	清热解渴、利尿
	老黄瓜	甘，凉	肺、胃、小肠经	清热消暑、利尿、除烦止渴
	白瓜	甘，平	胃、小肠经	益肠胃、除烦热、利小便
	葫芦瓜（蒲瓜）	甘，寒	肺、胃、小肠经	清热除烦、利水道、消肿胀
	南瓜	甘，微温	胃、大肠经	益肠胃、止消渴；南瓜子驱虫、治蛔虫、绦虫、蛲虫
	茄子	甘，寒	胃、小肠、大肠经	清热利水、消肿宽肠
	豆角（豇豆）	甘，平	脾、胃、肾经	健脾和胃、补肾固涩、止消渴
	荷兰豆	甘，平	脾、胃经	益中气、和脾胃
	西红柿（番茄）	甘、酸，微寒	肝、胃、肺、大肠经	健脾开胃、消导食滞、清热平肝、生津止渴、润肠通便、凉血养血
	小白菜	甘，凉	肺、胃、小肠经	清肺胃热、宽胸除烦、消食、通利大小便

续表

	品种	性味	归经	功效
蔬菜类	大白菜（黄芽白）	甘，微寒	脾、胃经	清热、养胃、利尿
	菜心（苔白菜）	甘，平	肺、胃经	清热、和脾胃、消食、通利大便
	芥蓝菜	甘、辛，平	脾、胃经	利水化痰
	芥菜	甘、辛、微苦，凉	肺、胃、小肠经	宣肺豁痰、发汗清热、清热解暑、利小便
	西洋菜	甘，微寒	肺、胃经	清肺胃热、润肺、祛痰、利尿
	菠菜	甘，凉	胃、大肠经	清胃肠热、润燥、通便、凉血热
	通菜（空心菜）	甘，凉	胃、小肠经	清热凉血、解毒利尿
	苋菜	甘，凉	胃、大肠经	清热、利大小便
	马齿苋（瓜子菜）	酸，寒	肝、大肠经	清利湿热、凉血解毒
	生菜	甘，凉	脾、胃经	开胸膈、和胃、消食、解热毒、止消渴、利大小便
	椰菜（包心菜）	甘，平	胃经	清热、健胃、止胃痛
	椰菜花	甘，平	肺、肝、胃经	助消化、增食欲、生津止渴
	莙荙菜（猪乸菜）	甘，寒	脾、胃经	散风、清热、凉血
	藤菜（潺菜）	甘，寒	胃、大肠经	清热、去暑湿、润肠通便
	苦麦菜	甘、微苦，寒	肝、胃经	清凉解热、祛暑利尿
	枸杞菜	甘，微凉	肝、胃经	清肝热、和脾胃
	白萝卜	甘、辛，凉	肺、胃经	清肺胃热、宽胸膈、消食化积、润肺止咳、下气化痰、通利大小便

续表

	品种	性味	归经	功效
蔬菜类	胡萝卜	甘、辛,平	肺、脾、胃经	宽胸膈、开胃消食、清肠胃、利尿、透疹
	芋头	辛、淡,平	脾、胃经	益脾胃、调中补虚
	山药（淮山）	甘,平	肺、脾、肾经	益肺补脾、滋养肾阴、健脾止泻、止消渴
	番薯	甘,平	脾、胃、大肠经	健脾胃、益气力、通便
	马铃薯	甘,平	脾、胃经	健脾益气、厚肠胃
	粉葛	甘、辛,凉	肝、胃经	解肌发表、清热除烦、生津止渴、利尿
	竹笋	甘,寒	胃、大肠经	清热、去痰、爽胃口、利水
	鲜百合	甘、微苦,平	心、肺经	润肺止咳、宁心安神、养阴清热
	沙葛（豆薯）	甘,凉	肝、胃经	清热解暑、生津止渴、解酒毒
	莲藕	甘,微温	心、肺、脾经	补益脾胃、清热止渴、凉血止血
	鲜莲子	甘、涩,平	心、脾、肾经	清心安神、补脾止泻、固肾涩精止带
	慈姑（茨菰）	甘,微寒	脾、肾经	清热通淋、补中益气
	茭白（茭笋）	甘,寒	胃、小肠、大肠经	清热除烦、利大小便、解酒毒
菌类	黑木耳	甘,平	肺、胃经	滋养润肺、养血美颜、祛瘀通络、清胃涤肠
	雪耳（银耳）	甘,平	肺、胃经	滋阴、润肺养颜、补脾开胃、益气清肠
	香菇（冬菇）	甘,平	肺、胃经	滋阴益气、健脾开胃、止消渴
	蘑菇（口蘑）	甘,凉	脾、胃经	开胃益肠、化痰理气

续表

	品种	性味	归经	功效
菌类	草菇	甘，寒	脾、胃经	清热、护肝健胃
	平菇	甘，平	肝、胃经	益脾胃、舒筋活络、抗癌瘤
	茶树菇	甘，微温	脾、胃、肾经	健脾补肾、益气开胃、养颜抗衰老、抗癌瘤
	猴头菇	甘，平	脾、肾经	补脾、健胃助消化、补虚损、养颜、抗癌瘤
	姬松茸	甘，平	脾、胃经	补脾益胃、健体养颜、抗衰老、抗癌瘤
	黑虎掌菌	甘，平、微温	脾、肾经	补肺益肾、补精益髓、滋养强身、追风散寒、舒筋活络
干货	虫草花	甘，平	肺、脾、肾经	滋养强壮、补益肺气、健脾养肝、补肾益精、抗衰老
	发菜	甘，微寒	胃、大肠经	清热、消滞、除胃肠积垢、通便
	黄花菜	甘，凉	肝、胃经	清热除烦、平肝安神、健脑益智、止血、利尿
	紫菜	甘、咸，寒	肝、肺经	清热化痰、软坚散结、利尿
	海带	咸，寒	肝、胃经	清热、软坚散结、利尿
	霸王花（剑花）	甘，凉	肺、胃经	清肺胃热、化痰止咳、除胃肠积热、去腹胀满、除口臭
禽畜类	公鸡	甘，温	肝、脾、肾经	补中、益气血、强筋骨、壮阳
	母鸡	甘，平	肝、脾、胃经	益气养血、健脾胃、疗虚损
	竹丝鸡（乌骨鸡）	甘，平	肝、脾、肾经	补肝肾、滋阴养血、疗虚损
	鸡蛋	甘，平	心、脾经	益气养血、宁心安神、滋阴解毒

续表

	品种	性味	归经	功效
禽畜类	鸭	甘、咸，平	肺、肾经	滋阴补虚、清肺、利水
	鸭蛋	甘、咸，平	肺、胃经	补虚损、滋阴清肺、除心腹胸膈热气
	水鸭	甘，平	肺、肾经	补益心肺、滋阴养血、祛风
	鹅	甘，平	脾、胃经	养阴、益气、补虚
	鸽子	甘，微温	肺、脾经	滋阴益气、补肺脾、解毒疗疮
	鸽蛋	甘，平	心、胃经	补益胃气、解毒排脓
	鹧鸪	甘，温	心、肺、脾经	补五脏、益气力、化积痰
	鹌鹑	甘，平	脾、胃经	滋补五脏、益气养血、健脾胃、壮筋骨、利水消肿
	鹌鹑蛋	甘，平	脾、胃经	补益气血、宁心安神
	猪肉	甘，平	脾、胃、肾经	补中益气、健脾胃、滋养津液、润肌肤筋络
	猪心	甘，平	心经	养心血、宁心安神、定惊
	猪肺	甘，微寒	肺经	补肺、润肺
	猪肝	甘、微苦，微温	肝、脾经	补肝、养血、明目
	猪肾	咸，平	肾经	理肾气、通膀胱
	猪胰	甘，平	肺、脾、胃经	健脾、润肺、开胃消食
	猪肚	甘，平	脾、胃经	健脾开胃、补虚损、消积滞
	猪膀胱	甘、咸，微寒	肾、膀胱经	固脬、缩小便、通淋
	猪肠	甘，微寒	大肠经	润肠通便
	猪脑	甘，微寒	肾经	滋肾补脑髓
	猪蹄	甘、咸，微寒	脾、胃经	通乳汁、补血、托疮痈
	猪骨	甘，寒	脾、胃	壮筋骨、益气力
	猪血	咸，平	肝、脾经	补血、生血、解毒、利大肠

续表

	品种	性味	归经	功效
禽畜类	黄牛肉	甘，温	脾、胃经	补脾胃、益气血、壮筋骨、除湿气、消水肿
	水牛肉	甘，平	脾、胃经	补脾胃、益气血、壮筋骨、除湿气、消水肿
	牛腩	甘，平	脾、肾经	健脾固肾
	牛奶	甘，微寒	肺、胃经	健脾胃、养心肺、润肤养颜、润肠通便、解毒
	牛肚	甘，平	脾、胃经	补脾胃、助消化
	牛肝	甘、微苦，温	肝经	养血、补肝、明目
	羊肉	甘，温	脾、肾经	温中壮阳、益气血、补虚劳、祛寒冷、健体力、益精血、通乳汁
	羊奶	甘，温	肺、胃、肾经	润心肺、益精气、补肾虚、治消渴
	羊肝	甘、微苦，凉	肝经	补肝养血、明目
	羊肚	甘，温	脾、胃经	健脾胃、止盗汗
	狗肉	咸，大热	脾、肾经	温肾壮阳、暖腰膝、补脾厚肠胃、益气力、补火御寒
	兔肉	甘，凉	脾经	益气血、健脾胃、利大肠、解热毒
水产类	鲩鱼	甘，温	肝、胃经	补益气血、暖胃和中
	鲢鱼	甘，温	胃经	温中益气、暖胃泽肤
	大头鱼	甘，温	胃经	鱼肉温中暖胃、补虚损；鱼头祛头风
	鲤鱼	甘，温	脾、胃经	补益气血、温中固肾、除湿、利水消肿、安胎、下乳汁
	鲮鱼	甘，温	肝、脾经	益气活血、健筋骨、利小便

续表

	品种	性味	归经	功效
水产类	鲫鱼	甘，平	脾、胃经	补气血、健脾胃、利水消肿、下乳汁
	泥鳅	甘，平	肺、脾经	暖中益气、止盗汗、健脑益智
	塘虱鱼	甘，平	肝、肾经	柔肝滋肾、养阴补血
	鲈鱼	甘，平	肝、脾、肾经	益肝肾、和肠胃、健筋骨、补中安胎
	黄花鱼	甘，平	胃、肾经	开胃益气、补虚益精、实肠胃
	桂花鱼	甘，平	脾、胃经	补气血、益脾胃、补虚劳
	白鳝	甘，平	肺、脾经	养阴益肺、补虚劳、健脾胃、治疮瘘
	黄鳝	甘，温	脾、肾经	补中益血、疗虚损、治消渴、祛风湿
	生鱼	甘，寒	肺、脾、肾经	补益脾肾、疗虚损、健体力、利水消肿、生肌
	乌贼	咸，平	肝、肾经	滋阴益气、补血、通经脉
	章鱼	甘、咸，平	肝、脾、肾经	养血、益气、生肌、通乳
	鱿鱼	甘、咸，凉	脾、胃经	滋阴益血、补虚损、润肌肤
	鲍鱼	甘、咸，平	肺、肝、肾经	滋阴养血、柔肝潜阳、益精明目
	带鱼	甘、咸，平	肝、胃经	和中暖胃、补虚通乳
	梭鱼	甘，平	脾、肾经	健脾开胃、补肾、益筋骨
	鳖	甘、咸，平	肝、脾、肾经	滋阴养血、补肝肾亏损、清虚劳潮热
	鳖甲	咸，微寒	肝、肾经	滋阴潜阳、软坚散结
	干贝	甘、咸，平	脾、肾经	滋阴补肾、益精血、和胃调中
	淡菜	咸，平	肝、肾经	补肝肾、益精血、散结气、消瘿瘤、益阳事、暖子宫、止盗汗、止崩漏带下

续表

	品种	性味	归经	功效
水产类	鱼肚	甘，平	肺、脾、肾经	滋阴补肾、固精、健肺养血、滋养筋脉
	牡蛎	咸，平	肺、肝、肾经	滋阴潜阳、补肾益精、软坚散结、化痰、除虚热
	海蜇	咸，平	肝、肺	降血压、消热化痰、软坚散结、消积
	海参	甘、咸，平	肺、肾经	补肾益精、滋阴润燥
	虾	甘，温	肝、肾	补肾壮阳、下乳汁、托痘疮
	蟹	咸，寒	肝、肾经	补肝肾、壮筋骨
	蛏子	甘，温	脾、胃经	温补脾胃、养血
	蚌	甘、咸，冷	肝、膀胱经	清热解毒、除湿利水、滋阴明目、解酒毒
	田螺	甘，寒	脾、胃、大肠经	清湿热、利尿、解热毒、退黄疸
	蚬	咸，寒	脾、大肠经	清热、利水、消肿、退黄
	海蛤	咸，平	肺、胃经	开胃、催乳、滋阴清热
其它类	乌龟	甘、酸，微温	肝、脾、胃经	滋阴益精血、祛风湿痹、解毒
	龟甲	甘、咸，微寒	肝、肾、心经	滋阴潜阳、益肾强骨
	蛇肉	甘，温	肝、肺、肾经	祛风湿、舒筋活络、滋补身体、强壮神经
	蛇胆	甘，凉	肝、肺、肾经	祛风痰、定惊、止痛
	蛤蚧	咸，平	肺、肾经	补肺固肾、益精助阳、纳气定喘
	雪蛤油	甘，平	肺、肝、脾经	滋阴益肺、养肝健脾
	鳄鱼肉	甘，平	肺、脾、肾经	补益肺气、健脾胃、增强免疫功能

续表

	品种	性味	归经	功效
副食品类	食盐	咸，寒	脾、胃、肾经	补肾、壮筋骨、降火、催吐
	红糖	甘，微温	肺、肝、脾经	润肺、和脾、补血祛瘀
	白糖	甘，平	肺、肝、脾经	滋润心肺、生津止渴、清热、护肝、疏肝气
	冰糖	甘，平	心、肺、脾经	益气、养阴、生津、润肺
	麦芽糖	甘，平	肺、脾、胃经	补中益气、润肺止咳、健脾胃、缓急止痛
	蜂蜜	甘，平	肺、肝、脾、大肠经	补中益气、养肝和脾、养颜润泽肌肤、调和百药、润肠通便、解毒
	醋	酸、涩，温	肝、脾经	开胃助消化、消积块、益血、祛风散瘀、消脂减肥
	米酒	甘、辛，大热	十二经	行气活血、温阳散寒、暖脾胃、助药力
	糯米酒	甘、辛，温	脾、肾经	补中益气、旺血、强壮身体、养颜
	茶叶	甘、微涩，微寒	心、脾、肾经	提神醒脑、生津止渴、消食导滞、消暑、利尿止泻、解酒
	食油	甘，平	脾、胃经	滋补润燥、缓下、保暖御寒

常用中药材介绍

	品种	性味	归经	功效
补气类	人参	微温，甘、微苦	心、肺、脾经	大补元气、补脾益肺、生津安神
	山药	平，甘	脾、肺、肾经	益气养阴、补脾肺肾、固精止带
	大枣	温，甘	脾、胃经	补中益气、养血安神、缓和药性
	太子参	平，甘、微苦	脾、肺经	补气生津
	党参	微温，甘	肺、脾经	补中益气、健脾胃

续表

	品种	性味	归经	功效
补气类	西洋参	凉，微苦、甘	肺、胃经	益气生津、养阴清热
	五指毛桃根	微温，辛、甘	肝、肺、肾、膀胱经	益气补肾、健脾利湿、行气止痛
	白术	温，甘、苦	脾、胃经	补气健脾、燥湿利水、止汗、安胎
	白扁豆	微温，甘	脾、胃经	健脾、化湿、消暑
	黄芪	微温，甘	脾、肺经	补气升阳、益卫固表、利水消肿、托疮生肌
	巴戟天	微温，甘、辛	肾、肝经	补肾阳、强筋骨、祛风湿
	冬虫夏草	平，甘	肺、肾经	益肾补阳、补肾平喘、止血化瘀
	肉苁蓉	微温，甘、咸	肾、大肠经	补肾阳、益精血、润肠通便
	杜仲	温，甘	肝、肾经	补肝肾、强筋骨、安胎
	核桃仁	温，甘	肾、肺、大肠经	补肾、温肺、润肠
	续断	微温，苦、甘、辛	肝、肾经	补肝肾、强筋骨、止血安胎、疗伤续折
	鹿茸	温，甘、咸	肾、肝经	补肾壮阳、益精血、强筋骨、调冲任、托毒疮
	紫河车	温，甘、咸	心、肺、肾经	温肾补精、益气养血
补血类	白芍	微寒，苦、酸	肝、脾经	养血调经、平肝止痛、敛阴止汗
	阿胶	平，甘	肺、肝、肾经	养血止血、滋阴润肺
	龙眼肉	温，甘	心、脾经	补益心脾、养血安神
	当归	温，甘、辛	肝、心、脾经	补血、活血、调经、止痛、润肠
	制何首乌	微温，甘、涩	肝、肾经	补益精血、固肾乌须
	熟地黄	温，甘、辛	肝、心、脾经	补血滋阴、益精填髓

续表

	品种	性味	归经	功效
补阴类	女贞子	凉,甘、苦	肝、肾经	补肝肾阴、乌须明目
	北沙参	微寒,甘、微苦	肺、胃经	养阴清肺、益胃生津
	天冬	寒,甘、苦	肺、肾经	养阴润燥、清火、生津
	石斛	微寒,甘	胃、肾经	养阴清热、益胃生津
	玉竹	微寒,甘	肺、胃经	养阴润燥、生津止渴
	百合	微寒,甘	肺、心经	养阴润肺止咳、清心安神
	麦冬	微寒,甘、微苦	心、肺、胃经	养阴润肺、益胃生津、清心除烦
	龟甲	微寒,甘、咸	肝、肾、心经	滋阴潜阳、益肾强骨、固经止血、养血补心
	南沙参	微寒,甘	肺、胃经	养阴清肺、化痰、益气
	枸杞子	平,甘	肝、肾经	补肝肾、明目
	桑葚子	寒,甘	肝、肾经	滋阴补血、生津、润肠
	黄精	平,甘	脾、肾经	滋肾润肺、补脾益气
	燕窝	平,淡	脾、肺、肾	养阴润燥、益气补中
	鳖甲	微寒,咸	肝、肾经	滋阴潜阳、软坚散结
	牛蒡子	寒,辛、苦	肺、胃经	疏散风热、透疹利咽、解毒消肿
解表类	白芷	温,辛	肺、胃经	解表散风、通窍、止痛、燥湿止带、消肿排脓
	生姜	温,辛	肺、脾、胃经	发汗解表、温中止呕、润肺止咳
	苍耳子	温、小毒,辛、苦	肺经	散风除湿、通窍止痛
	辛夷花	温,辛	肺、胃经	发散风寒、宣通鼻窍
	桂枝	温,辛、甘	心、肺、膀胱经	发汗解肌、温通经脉、助阳化气
	荆芥	微温,辛	肺、肝经	发表散风、透疹消疮

续表

	品种	性味	归经	功效
解表类	葛根	凉，甘	脾、胃经	解肌退热、透发麻疹、生津止渴、升阳止泄
清热类	马齿苋	寒，酸	大肠、肝经	清热解毒、凉血止血
	土茯苓	平，甘、淡	肝、胃经	解毒除湿、通利关节
	木棉花	凉，甘	脾、肝、大肠经	清热利湿、解毒止血
	无花果	平，甘	心、脾、胃经	健胃清肠、消肿解毒
	天花粉	微寒，甘、微苦	肺、胃经	清热生津、清肺润燥、解毒消痈
	生地黄	寒，甘、苦	心、肝、肺经	清热凉血、养阴生津
	白花蛇舌草	寒，微苦	胃、大肠、小肠经	清热解毒、利湿通淋
	玄参	寒，苦、咸、甘	肺、胃、肾经	清热凉血、滋阴解毒
	岗梅根	寒，苦、甘	肺、肝、大肠经	生津止渴、活血
	芦荟	寒，苦	肝、大肠经	泻下、清肝、杀虫
	罗汉果	凉，甘	肺、脾经	清热止咳、利咽喉、润肠燥
	鱼腥草	微寒，辛	肺经	清热解毒、消痈排脓、利尿通淋
	荸荠	寒，甘	肺、胃经	清热生津、化痰明目
	金银花	寒，微苦、甘	肺、脾经	清热解毒
	绿豆	寒，甘	心、胃经	清热解毒、消暑利尿
	白茅根	寒，甘	肺、胃、膀胱经	凉血止血、清热利水
	塘葛菜	凉，甘、淡	肺、膀胱经	清热利水、祛痰止咳
	菊花	微寒，甘、微苦	肺、肝经	疏风清热、清肝明目
	板蓝根	微寒，微苦	肺、胃经	清热解毒、利咽喉
	生石膏	寒，甘、辛	肺、胃经	清热泻火、除烦止渴

续表

	品种	性味	归经	功效
祛风湿类	入地金牛	温、有小毒，辛、苦	肝、心经	祛风通络、消肿止痛
	千斤拔	温，甘、辛	肝、脾、肾经	祛风湿痹痛、散瘀解毒
	乌梢蛇	平，甘	肝经	祛风通络、定惊止痉
	五加皮	温，辛、苦	肝、肾经	祛风湿、强筋骨、利尿
	狗脊	温，苦、甘	肝、肾经	祛风湿、补肝肾、强腰膝
	桑枝	平，苦	肝经	祛风通络、利关节
	桑寄生	平，苦、甘	肝、肾经	祛风湿、益肝肾、强筋骨、安胎
利水渗湿类	车前草	寒，甘	肾、肝、肺经	利尿通淋、渗湿止泻、清肝明目、清肺化痰
	冬瓜皮	微寒，甘	肺、小肠经	利水消肿
	茵陈蒿	微寒，微苦	脾、胃、肝、胆经	清热利湿、清肝胆湿热、退黄疸
	鸡骨草	微寒，甘、淡	肝经	清利湿热、疏肝止痛
	玉米须	平，甘	膀胱、肝、胆经	利湿退黄
	白茅根	寒，甘	肺、胃、膀胱经	凉血止血、清热利尿
	金钱草	微寒，甘、淡	肝、胆、肾、膀胱经	除湿退黄、利尿通淋、解毒消肿
	茯苓	平，甘、淡	心、脾、肾经	利水渗湿、健脾安神
	海金沙	寒，甘	膀胱、小肠经	利尿通淋
	薏苡仁	微寒，甘、淡	脾、胃、肺经	利水渗湿、健脾、除痹、清热排脓
温中类	干姜	热，辛	脾、胃、心、肺经	温中散寒、回阳通脉、温肺化饮
	附子	热、有毒，辛、甘	心、肾、脾经	回阳救逆、助阳补火、散寒止痛
	高良姜	热，辛	脾、胃经	散寒止痛、温中止呕

续表

	品种	性味	归经	功效
理气类	佛手	温，辛、苦	肝、脾、胃、肺	疏肝解郁、理气和中、燥湿化痰
	橘皮	温，辛、苦	脾、肺经	理气健脾、燥湿化痰
活血化瘀类	川芎	温，辛	肝、胆、心包经	活血行气、祛风止痛
	三七	温，甘、微苦	肝、胃经	化瘀止血、活血定痛
	丹参	微寒，苦	心、肝经	活血调经、凉血消痈、安神
	鸡血藤	温，苦、甘	肝经	行血补血、调经、舒经活络
	郁金	寒，辛、苦	肝、胆、心经	活血行气止痛、解郁清心、利胆退黄、凉血
	益母草	微寒，苦、辛	肝、心、膀胱经	活血调经、利水消肿
	穿山甲	微寒，咸	肝、胃经	活血消癥、通经、下乳、消肿排脓
	桃仁	平、有小毒，苦、甘	心、肝、大肠经	活血祛瘀、润肠通便
化痰类	川贝母	微寒，苦、甘	肺、心经	清热化痰、润肺止咳、散结消肿
	法夏	温，辛	脾、胃经	燥湿祛痰、和胃止呕、散结消痞
	白果	平、有毒，甘、苦、涩	肺经	敛肺定喘、止带、缩尿
	百部	微温，甘、苦	肺经	润肺止咳、杀虫
	昆布	寒，咸	肝、肾经	消痰软坚、利水消肿
	苦杏仁	微温、有小毒，苦	肺、大肠经	止咳平喘、润肠通便
	枇杷叶	微寒，苦	肺、胃经	清肺化痰、降逆止呕
	浙贝母	寒，苦	肺、心经	清热化痰、开郁散结
	海藻	寒，咸	肝、肾经	消痰软坚、利水消肿

续表

	品种	性味	归经	功效
收涩类	芡实	平，甘、涩	脾、肾经	补脾益肾气、止泻、止带、固精、化湿
	莲子	平，涩	脾、肾、心经	补脾肾、益心气、止泻、止带、缩尿、固精、安神
	麻黄根	平，甘	肺经	收敛止汗
	覆盆子	微温，微酸、甘	肝、肾经	滋养肝肾、固肾涩精、缩小便
	桑螵蛸	平，涩、咸、甘	肝、肾经	补肾助阳、固肾缩小便
	金樱子	平，微酸、甘	肾、膀胱、大肠经	固肾涩精、涩肠止泻、止遗尿
镇潜类	天麻	平，甘	肝经	熄风止痉、平抑肝阳、祛风通络
	朱砂	微寒，甘	心经	镇惊、宁心、安神
	石决明	微寒，咸	肝经	清肝潜阳、明目退翳
	龙齿	甘、涩	心、肝经	镇惊安神、平肝除烦
其他类	酸枣仁	平，甘、酸	心、肝、胆经	养心益肝、安神、敛汗
	牛大力	平，甘	脾、肺经	舒筋活络、补脾润肺
	使君子	微温，甘	脾、胃经	杀虫消积、专驱蛔虫
	砂仁	温，辛	脾、胃经	化湿行气、温中止呕止泻、安胎

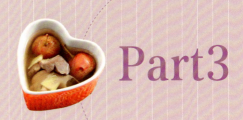

Part3

靓汤的常用做法和烹饪技巧

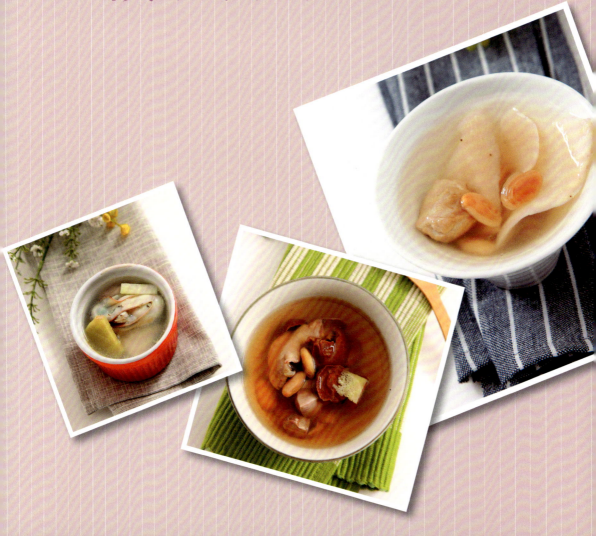

靓汤的常用做法

靓汤常用的家庭烹制方法分为煲、炖、滚和烩羹4种做法,通常是春秋多用烩羹,夏日多用滚汤,冬天多用炖汤。

煲:汤料放进陶制汤煲中,武火烧沸,改为文火长时间(2小时)加热至汤浓料烂,调味成为成品的烹调方法。其特点是绵滑甘浓,可口鲜美。

炖:汤料置炖盅内,加盖隔水蒸。用中火或文火较长时间(约3小时)加热至原料熟,一般进饮时调味。其特点是原汁原味,鲜美浓郁。

滚:汤料置于滚沸的淡汤或水中加热至熟,调味而成汤菜的烹调方法。其特点是汤清味鲜,肉料爽滑。

烩羹:汤料放进较多量的汤中,调味,用中文火加热至微沸,推入芡而成菜的烹调方法。其特点是浓稠适中,香滑可口。

靓汤常用食材的处理技巧

常用植物材料的处理

药材类:草、根反复清洗,稍浸泡;种子类去尘埃。

干枣类:浸泡,去核。

田七:用鸡油(或油)微火炒至微黄,冷却后打碎。

人参:干品人参隔水蒸软,切片状,晒干。

杜仲:去尘埃,置锅中,溅入少许淡盐水,炒干。

陈皮:浸泡,去瓤,否则易味酸。

水果类:去果芯和果核。

蔬果类:洗净,切片(段)。

鲜花类:淡盐水浸泡、洗净。

食用菌(干):洗净,热水泡发。

常用的动物材料的处理

1. 鲜活材料，如禽、畜或鱼类，宰杀，洗涤，分档取料后再通过腌制、余水或者滚煨等方式去血沫，驱除原有的异味和增加其鲜香味。

（1）禽畜：宰洗，去毛、内脏、头、尾部、爪甲。余水（即置沸水中稍滚片刻），取出再洗净，去其活血、肉腥（或特殊异味）。

（2）肺：冲洗，从喉部灌入清水，反复挤压，再洗净，切大块后下油炒干。

（3）肚（胃）、小肚（膀胱）：反复冲洗干净，再翻转，用生粉或食盐反复揉搓，再冲净。

（4）脑、腰（肾）：挑去红筋或脂肪膜。

（5）大肠：清水冲洗净，用拍碎的蒜头从一端塞进，由另一端推出，可以重复多次，最后冲洗干净。

（6）鱼类：宰洗，去鳞、脏杂，置铁锅中慢火煎至双面微黄，溅入少许清水煮沸备用。

（7）泥鳅：用盐或开水洗去表面黏质。

2. 干货原料，如海味、干品、药材等应作相应浸泡或涨发处理。

靓汤常用佐料介绍

靓汤经常用到的佐料，效用各不同。如生姜祛寒健胃，除了含有参的汤不放姜，其他汤基本放2-3片姜；淡菜、干瑶柱、火腿养阴和惹味（即令汤味更加鲜甜可口之意），若担心淡菜味腥可略炒一炒；生葱则可祛荤除腥，建议煲汤时少用，容易惹风引痰；白胡椒粒温中散寒；陈皮化气去滞，豆类汤、油腻汤类如猪脚汤等，加陈皮便于消化；绍酒，指花雕或绍兴黄酒，可以去膻、腥，增味，比客家娘酒药效更好；芫荽驱寒发汗。

靓汤的烹饪技巧

经典的煲汤口诀是"煲二炖三滚两滚"，即是采用煲法煲汤时，时间一般不超过2小时；而炖汤时往往隔水炖3小时即可；滚汤多采用易熟鲜品，要求稍滚片刻至汤料刚熟即可，这样滚出来的汤味才最鲜甜可口，汤料的色味也能有保证。做滚汤时尤其要注意放材料的先后顺序和火候。那么有什么小窍门能使煲出来的汤更加鲜美、更加浓郁呢？其实方法很简单。

窍门一：汤料不是越多越好。大杂烩式的汤品不但汤味怪异，而且汤饮的食疗功效也不突出。本书所推荐的各类汤饮，其材料一般选用3-5种，用量主要针对6岁左右儿童。如果按单个儿童计算，药材分量5-10克，肉类50-100克。

窍门二：煲豆类的汤时，要放入适量陈皮。因为在煲汤过程中，陈皮能起到松化豆类、带出豆类香味的作用，使汤味更加浓郁。

窍门三：煲鱼类的汤时，先慢火煎鱼至两面微黄，再洒入少许清水煮沸备用。这样煲出的鱼汤既没有鱼腥又能"汤色如牛奶"般好看。

窍门四：煲猪骨汤，煲汤前，要用刀背将猪骨头敲裂，这样能把猪骨中的"钙"在煲汤的过程中"释放"出来。

窍门五：煲人参汤时一般不要加姜，以免掩盖人参特有的参味。

窍门六：如果担心所做的药膳汤饮味道不好，可以加入龙眼肉、红枣、蜜枣或者无花果调和汤味。

窍门七：食用菌（干）最好先用80摄氏度左右的热水泡发，这样最能保持其营养成分不丢失。

窍门八：煲汤时一般用冷水，这样肉类和药材在冷水中慢慢浸泡，有利于有效成分析出。

窍门九：汤饮差不多煲好时放盐或者进饮时再放盐，不但汤的味道更好，而且能把控住盐的分量。

窍门十：煲汤一般不另外加油，除非个别汤谱有特别交代。这是因为煲汤所用到的食材本身就已经含有脂肪，煲汤的过程中会析出一部分油来。

窍门十一：对于红肉类（如猪肉、牛肉等）和煲汤用的骨头则需要汆水（即把准备烹制的材料放水中稍微煮一下至半熟状态，取出洗净）。

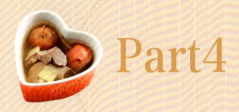

Part4

儿童日常保健汤谱

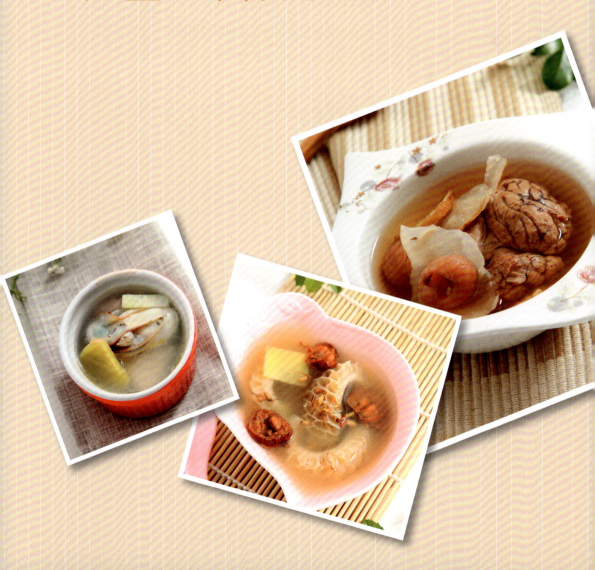

健脑益智类

在设计健脑益智类汤饮时我们常常会用到豆类、豆制品和硬壳类的坚果等食材。从中医学角度来看,这类食材大多有健脾养心、补肾健脑的功效。

而且现代营养学研究表明,豆类食品中含有非常丰富的蛋白质、脂肪、碳水化合物及维生素等,含量最高的是蛋白质(大脑必需的氨基酸),其中以谷氨酸的含量最为丰富,它是维持人类大脑活动的基础物质。所以孩子常吃豆类和豆类制品非常有益于大脑的发育。硬壳类的食物含脂质丰富,如核桃、花生、杏仁、南瓜子、葵花子和松子等,均含有对思维和记忆以及其他智力活动有益的脑磷脂和胆固醇等营养成分,可以让孩子日常适量地吃一些硬壳类食物。

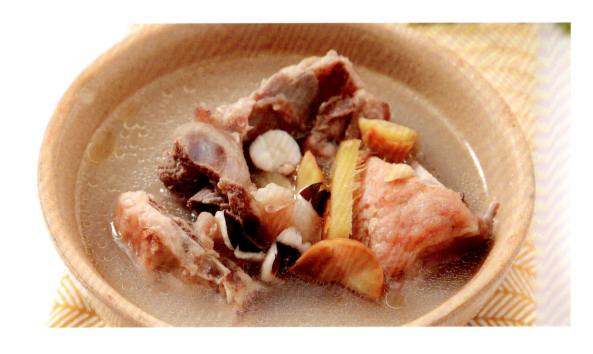

栗子芡实煲排骨汤

材料

栗子肉200克

干品芡实50克

猪排骨300克

生姜2片

做法

1. 芡实提前一晚浸泡；猪排骨斩段，汆水。
2. 所有材料一起入瓦煲，加入清水1500毫升左右（约6碗水），先武火煮沸，之后改文火慢熬2小时。
3. 调入适量食盐便可温服。

分量

适合2-3人食用。

功效

健脾养身，补肾健脑。

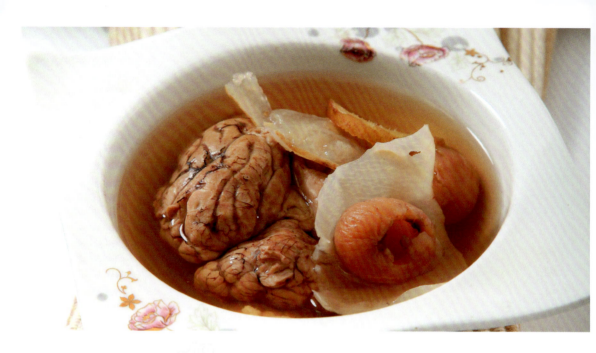

天麻龙眼肉炖猪脑汤

材料

天麻10克

龙眼肉15克

猪脑1副（1副猪脑是2个半脑）

生姜2片

做法

1. 猪脑泡在水里，用牙签小心地把表面的血丝挑出来，同时用细细的流动水冲洗干净（需要提醒大家的是，煲汤用的猪脑要尽量除去血筋及血沫，要不然做出来的汤色不清澈，汤色和汤味都受影响）。
2. 所有材料共入炖盅，加入清水1000毫升左右（约4碗水），隔水炖2小时。
3. 调入适量食盐便可温服。

分量

适合2-3人食用。

功效

健脑增智，补益心脾。

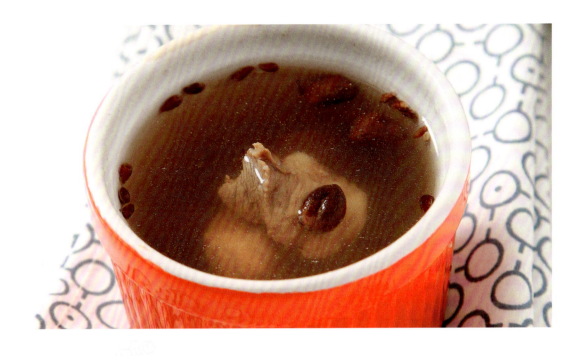

益智仁柏子仁煲瘦肉汤

材料

益智仁10克　　　柏子仁10克

猪瘦肉200克　　　生姜2片

做法

1. 益智仁和柏子仁稍浸泡；猪瘦肉洗净，汆水后切成小方块。
2. 所有材料一起入瓦煲，加入清水1000毫升左右（约4碗水），先武火煮沸，之后改文火慢熬1.5小时。
3. 调入适量食盐便可温服。

分量

适合1-2人食用。

功效

健脑益智，养心安神。

开胃消滞类

现代社会生活水平普遍提高了，营养过剩所致的消化不良多见，这在儿童当中也很普遍。再加上儿童自制力不够，各种零食饮料每天都要吃，如果自身脾胃运化功能欠佳，就很容易出现食滞或积滞化热的情况，小儿常表现出胃口差、胃脘胀闷不舒、口臭、大便完谷不化或便秘、扁桃体反复发炎等症状。所以健脾开胃、消食导滞和清虚热是儿童日常保健汤水的主要方向。

在设计开胃消滞类儿童保健汤饮时，我们大多会使用一些具有益气健脾、开胃消滞功效的药食两用之品，如山楂、谷芽、麦芽、鸡内金、独脚金等；还会针对性地搭配上有"以形补形"作用的常用食材，如牛肚、猪肚、羊肚等。这样煲出来的靓汤汤味多酸、甘，汤性平或略温，小儿不仅喜欢饮用而且还具有非常好的保健作用，值得推广。

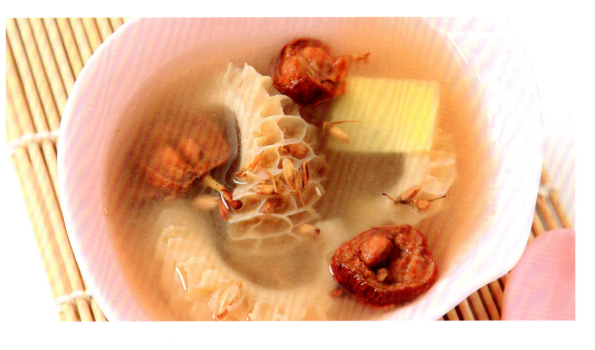

山楂谷麦芽煲牛肚汤

材料

山楂10克　　炒谷15克

麦芽15克　　牛肚半个

生姜2片

做法

1. 山楂和炒谷、麦芽稍浸泡。
2. 牛肚洗净（或请市场售者帮忙处理干净），置沸水中稍滚5分钟，捞起后用刀刮去牛肚表面黑衣（亦有为加强药效而不去黑衣的做法），之后洗净、切片。
3. 所有材料共入瓦煲，加入清水2000毫升左右（约8碗水），先武火滚沸，之后再改文火慢熬1.5小时。
4. 调入适量食盐便可温服。

分量

适合3-4人食用。

功效

消滞健胃，健脾除胀。

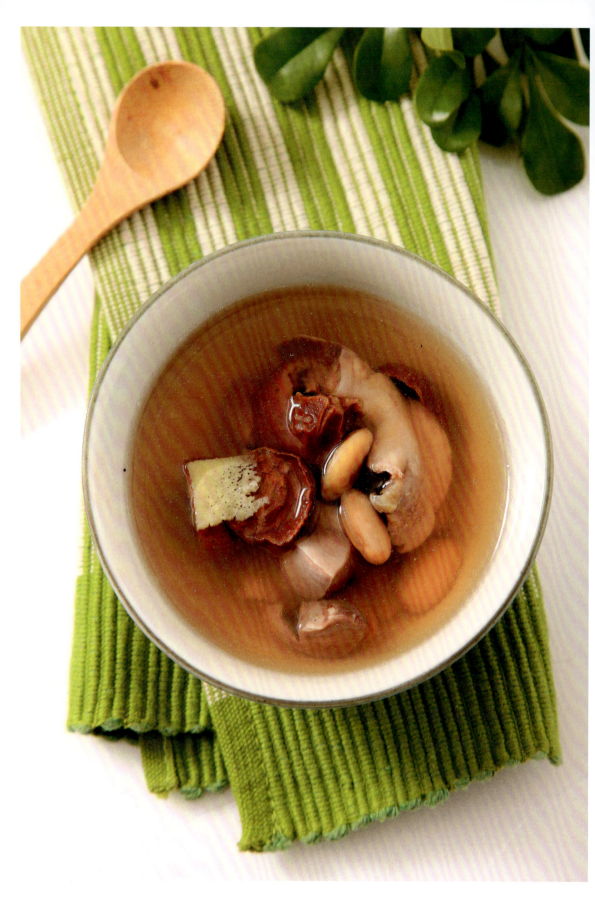

山楂扁豆金银肾汤

材料

山楂10克

炒白扁豆20克

炒麦芽10克

鲜鸭肾1个

腊鸭肾1个

猪瘦肉100克

生姜2片

蜜枣1颗

做法

1．各药材洗净，稍浸泡。
2．鲜鸭肾切开，洗净，保留鸭肾内皮（俗称鸭内金）；腊鸭肾洗净，浸泡；猪瘦肉洗净，氽水后切小方块状备用。
3．所有材料共入瓦煲内，加入清水1500毫升左右（约6碗水），武火煮沸后改文火慢熬1.5小时。
4．调入适量食盐便可温服。

分量

适合3-4人食用。

功效

开胃消滞，健脾祛湿。

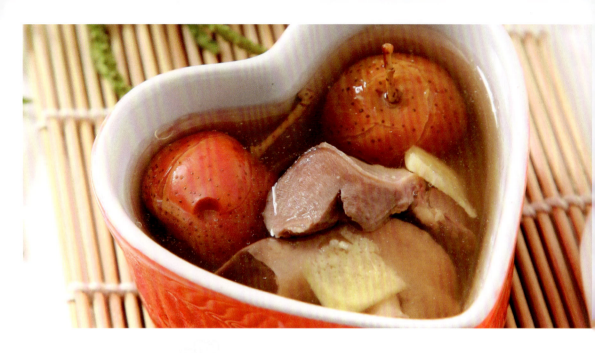

鲜山楂炖鸭肾汤

材料

鲜山楂20克

鲜鸭肾2个

生姜2片

做法

1. 鲜山楂洗净；鲜鸭肾切开，洗净，保留鸭肾内皮（俗称鸭内金）。
2. 所有材料共入炖盅，加入清水1000毫升左右（约4碗水），之后隔水炖2小时。
3. 调入适量食盐便可温服。

分量

适合2-3人食用。

功效

益气开胃，消食化滞。

助长发育类

儿童长高,主要取决于长骨的发育,而长骨的发育要靠人体吸收蛋白质、脂肪等有机物和钙、磷等无机盐。因而在设计助长发育类汤饮时常常会使用豆类、海产品和动物骨头等食材。

现代营养学研究表明,豆类食品中含有非常丰富的蛋白质、脂肪、碳水化合物以及维生素A、B族维生素等,还有含量丰富的钙和一定量的维生素D,可以有效地促进骨骼生长。海产品食材含丰富的微量元素、维生素、蛋白质等营养成分,而且还含有促进骨骼强健和促进生长发育的钙、铁等营养成分。另外,民间和中医认为食疗所用的食材大多可以"以形补形",动物的骨头含钙丰富,能很好地增加骨密度,对生长发育有益。而大部分豆类和海产品都有健脾益胃、滋肾补益功效,均可以助儿童生长发育。

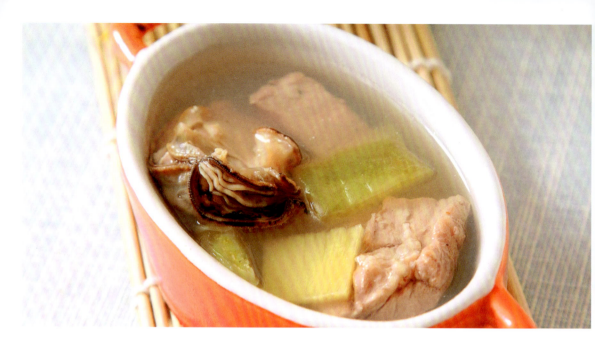

翡翠生蚝鲜汤

材料

芥菜头300克

生蚝400克

猪瘦肉100克

生姜3片

做法

1. 生蚝连壳放到锅里蒸约5分钟，生蚝壳自然打开后，取生蚝肉。
2. 芥菜头、猪瘦肉、生姜切丝，将芥菜头丝、肉丝、姜丝一起下锅炒一下，然后加入清水1500毫升左右（约6碗水），盖上盖子武火滚三分钟。
3. 滚起之后，将蒸好的生蚝肉放入，稍微滚片刻，待生蚝熟后即可关火。
4. 调入适量食盐便可温服。

分量

适合3-4人食用。

功效

开胃消食，养阴补益。

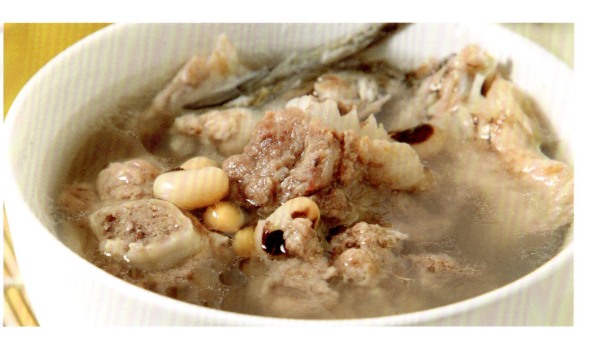

黄豆眉豆煲鱼骨汤

材料

黄豆50克

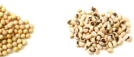
眉豆50克

鲩鱼骨400克

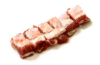
猪排骨100克

陈皮5克

生姜3片

做法

1. 黄豆和眉豆隔夜浸泡。
2. 猪排骨洗净,斩段并氽水。鲩鱼骨洗净,起油锅慢火煎至微黄,之后加入清水500毫升左右(约2碗水份量)一起煮沸。
3. 将锅里的汤和鱼骨以及所有材料一起放进瓦煲内,加入清水1500毫升左右(约6碗水),武火煲沸后,改为文火慢熬约1.5小时。
4. 调入适量食盐便可温服。

分量

适合3~4人食用。

功效

补益脾胃,健骨助长。

强身健体类

中医认为"肾"是人体"先天之本","脾"是人体"后天之本","脾胃"是"气血生化之源"。所以小儿要想身强体壮,肾脏和脾胃的功能必须要正常。基于以上养生理念,在设计强身健体类汤饮时我们经常会有目的性地选择一些有健脾益胃、补肾益精、益气养血作用的中药材和食材,例如太子参、山药、小米、苹果、核桃、红枣、桂圆肉、排骨、牛肉、猪腱肉等。

现代营养学研究还发现,淀粉类食物中含有丰富的碳水化合物、维生素和微量元素等营养成分,碳水化合物能转化成热量和脂肪等人体需要的营养基础物质。所以孩子常吃淀粉类食物会有助于补充人体的营养物质,有助于强身健体。此外,水果富含调节小儿免疫功能和助长发育的多种维生素、矿物质和微量元素,如维生素C等能提高儿童免疫力,维生素D促进小儿骨骼健壮,B族维生素等营养物质还有益于小儿神经发育。

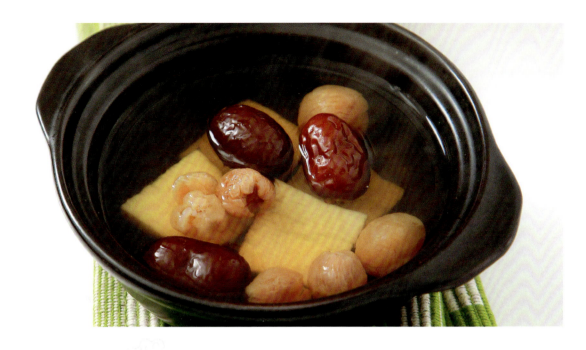

桂枣淮山汤

材料

红枣10-12颗

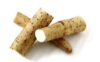

鲜淮山300克

桂圆肉10克

糖适量

做法

1. 红枣去核泡软；淮山去皮切小块。
2. 红枣和淮山块一起下瓦煲，加入清水750毫升左右（约3碗水），武火煮至熟软，再放入桂圆肉，等桂圆肉煮至散开，就可以关火。
3. 加入适量糖调味。

分量

适合2-3人食用。

功效

补益气血，温暖脾胃。

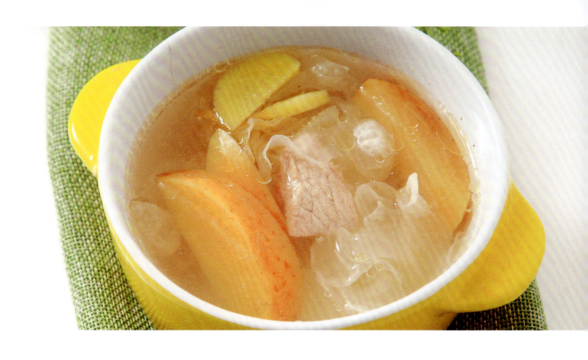

苹果银耳煲猪腱汤

材料

苹果3个

银耳30克

猪腱肉400克

生姜2片

做法

1. 苹果洗净，不削皮，"十"字切开，去核；银耳浸泡，洗净后剪成小朵。
2. 猪腱肉洗净，汆水后切块。
3. 除苹果外所有材料共入瓦煲，加入清水2000毫升左右（约8碗水），煮沸后改文火慢煲1小时，之后加入苹果再慢煲半小时。
4. 调入适量食盐便可温服。

分量

适合3-4人食用。

功效

健脾胃，润肺燥。

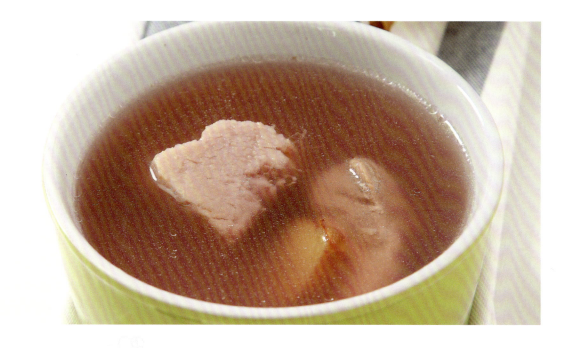

大薯排骨汤

材料

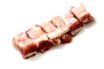
排骨500克

大薯500克

生姜两片

做法

1. 大薯去皮切块；排骨洗净，斩段后汆水。
2. 所有材料一起放入瓦煲，加入清水1500毫升左右（约6碗水），武火煮沸后改文火慢熬2个小时。
3. 调入适量食盐便可温服。

分量

适合3-4人食用。

功效

健脾补肾，养精健体。

安神助眠类

现代医学研究发现，睡眠与儿童的认知功能、注意力密切相关并且能促进体格生长。现代社会生活方式多种多样，娱乐方式也更加丰富、刺激，儿童长时间玩耍可能会过度疲劳或者因某些刺激而神经过度兴奋，常常因此睡不好。再加上儿童的神经系统尚未完全发育成熟，不像成年人一样容易形成定时睡觉的习惯，他们常出现睡不着或者即使睡着也会睡不安等情况。这时候小儿常常表现出入睡困难、烦躁或者入睡后频繁打鼾、磨牙、夜惊或多梦等症状。家长们如果碰到自己的孩子出现以上情况时，可以借助清心火、养心神、助睡眠功效的汤水给孩子食疗之用。

在设计安神助眠类儿童保健汤饮时，我们常常使用一些具有养阴润燥、清心降火或者养心安神功效的药食两用之品，如带心鲜莲子、麦冬、银耳、百合、龙眼肉等；也常会搭配上有"以形补形"作用的猪心或者有平补作用的食材，如猪腱子肉、乳鸽、笋壳鱼等。这样荤素搭配煲出来的靓汤味道鲜美，营养丰富，功效突出，特推荐给各位家长。

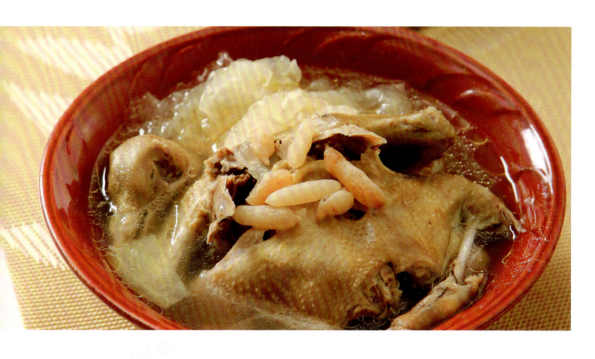

银耳麦冬百合煲乳鸽汤

材料

银耳30克　　百合30克

麦冬15克　　乳鸽1只

生姜2片

做法

1. 百合、银耳和麦冬都稍浸泡，银耳泡发后撕成小朵。
2. 乳鸽宰洗干净后切大块，汆水备用。
3. 所有的材料一起放入瓦煲内，加入清水1500毫升左右（约6碗水），先武火煮沸，之后改文火慢熬2小时左右。
4. 调入适量食盐便可温服。

分量

适合3-4人食用。

功效

滋阴润燥，清心安神。

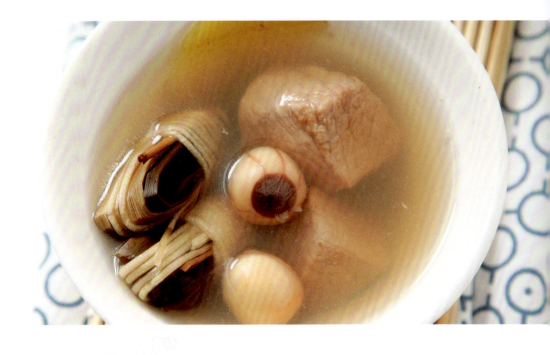

鲜莲子灯芯草炖瘦肉汤

材料

带心鲜莲子50克

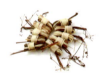
灯芯草4扎

猪腱子肉150克

生姜1片

做法

1. 猪腱子肉洗净，汆水后切大块。
2. 所有材料共入炖盅，加入清水750毫升左右（约3碗水），之后隔水炖2小时左右。
3. 调入适量食盐便可温服。

分量

适合2-3人食用。

功效

健脾祛湿，清心降火。

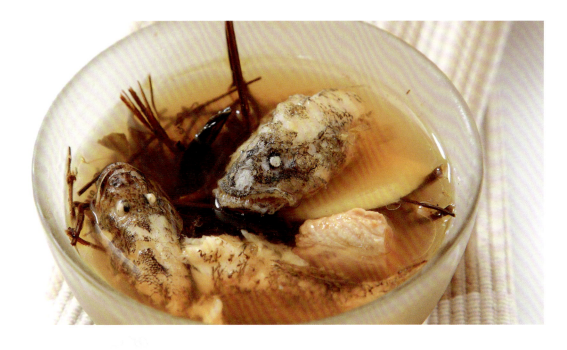

五叶神炖笋壳鱼汤

材料

五叶神25-30克

笋壳鱼500克

猪瘦肉50克

生姜3片

做法

1．笋壳鱼宰洗干净。
2．所有材料共入炖盅，加入清水750毫升左右（约3碗水），之后隔水炖2小时左右。
3．调入适量食盐便可温服。

分量

适合2-3人食用。

功效

养心，安神，滋阴。

固表止汗类

儿童身体各功能尚处在发育阶段，皮肤腠理较为疏松，且体质较为特殊、敏感，自汗、盗汗较为多见。自汗指醒时不因疲劳，或无明显诱因而时时汗出，动则加重，多因阳虚不固，还常伴有畏寒肢冷、精神不振、消化不好等症状；盗汗指的是入睡后汗出异常，醒后汗泄即止，多由于阴虚火旺引起，还常伴有低热或潮热、五心烦热、颧红等症状。所以固表止汗、益气补虚和清虚热是这类保健汤水的主要功效。

在设计固表止汗类儿童保健汤饮时，以治疗自汗为主的话，我们应调补肺脾，多会使用一些具有健脾益气功效的食材，如黄芪、芡实、淮山、浮小麦等；以治疗盗汗为主的话，常会以滋阴降火为治法，这时多会使用具有养阴清热功效的食材，如麦冬、北沙参、地骨皮等。儿童的汗证往往虚证多见，所以我们还会有针对性地搭配上一些具有健脾胃、益气血、补肺肾作用的常用汤料食材，如牛肉、泥鳅、羊肚、黄鳝、乳鸽等。

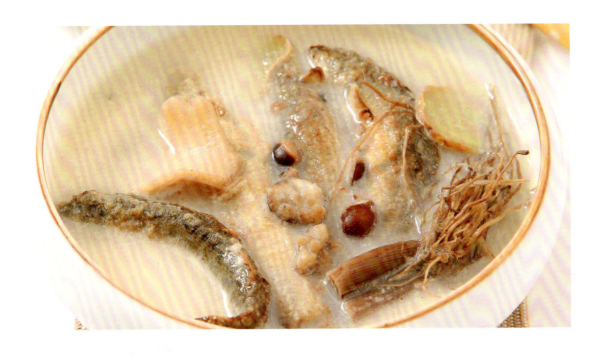

糯稻根淮山煲泥鳅汤

材料

糯稻根15克

淮山30克

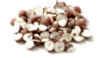
芡实30克

泥鳅300克

生姜3片

做法

1. 泥鳅洗净，开水烫去黏液，之后下油锅稍煎至微黄。
2. 所有材料共入瓦煲，加入清水1500毫升左右（约6碗水），先用武火滚沸，之后改文火慢熬1小时左右。
3. 调入适量食盐便可温服。

分量

适合2-3人食用。

功效

固表止汗，健脾益胃。

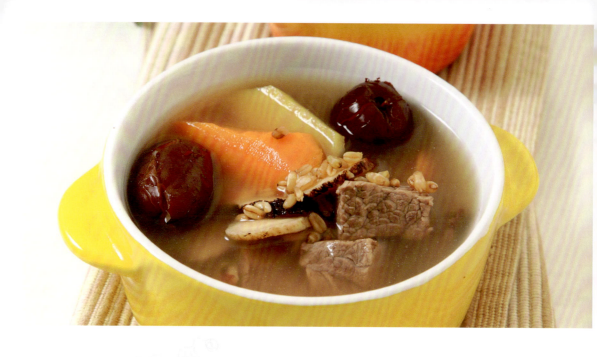

牛肉芪麦汤

材料

牛肉250克

黄芪20克

浮小麦20克

红枣6颗

生姜2片

做法

1．牛肉洗净，切片；红枣去核；各药材一起放入汤料纱布袋中。
2．所有材料共入瓦煲内，加入清水1500毫升左右（约6碗水），先武火煮沸，之后再改文火慢熬2小时。
3．调入适量食盐便可温服。

分量

适合2-3人食用。

功效

益气固表，止汗补虚。

清肠通便类

越来越多的儿童爱挑食，不爱吃水果蔬菜，常缺乏粗纤维和维生素，易诱发便秘；再加上小孩喜欢吃煎炸等易上火的食物，使肠道燥热，热结便秘也很常见，这种证候的小儿常表现为口气臭、大便干结、排便困难等症状。所以碰到小儿大便不畅时，可以饮用清热利肠、清肠通便功效的保健汤水进行身体调理。

在设计清肠通便类儿童保健汤饮时，我们多会使用到一些具有清肠胃热、生津润肠功效的食材，如丝瓜、鲜竹笋、芥菜头等；也会有针对性搭配上有补益作用且富含矿物质和维生素的肉类食物，如猪瘦肉、鱼肉、贝壳类等。这些食材都较易消化且富含粗纤维和维生素等营养物质。荤素搭配煲出来的汤品味道鲜美，小儿不仅喜欢饮用而且还有很好的保健调养作用，值得推广。

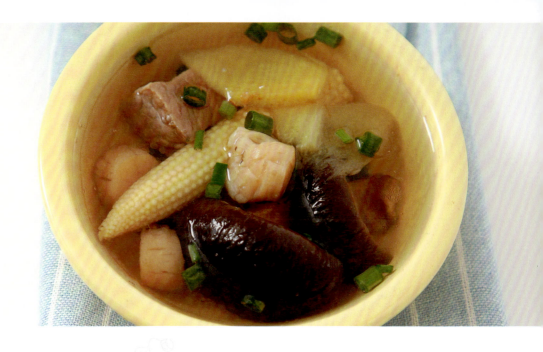

玉米仔香菇滚江瑶柱汤

材料

鲜玉米仔200克

鲜香菇100克

江瑶柱30克

猪瘦肉100克

生姜2片

葱花适量

做法

1. 材料洗干净。鲜玉米仔切成小段，鲜香菇切片，江瑶柱泡软后捏成碎粒状，猪瘦肉剁成肉粒状。
2. 锅里加入清水1800毫升左右（约7碗水），武火煮沸，之后放入猪瘦肉粒、江瑶柱粒和姜片，边滚边搅拌开，再放入玉米仔段和香菇片，稍滚3分钟后撒上适量葱花。
3. 调入适量食盐和花生油便可温服。

分量

适合3-4人食用。

功效

滋阴生津，开胃清肠。

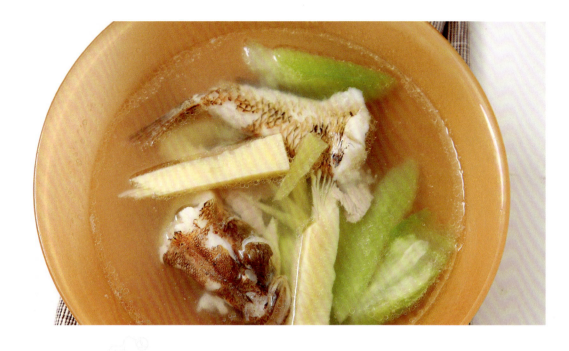

丝瓜鲜笋滚笋壳鱼汤

材料

鲜竹笋100克　　丝瓜250克

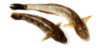　

笋壳鱼400克　　猪瘦肉100克

生姜片3片

做法

1. 丝瓜去皮,切粗丝;猪瘦肉切片;鲜竹笋洗净,切丝并焯水片刻;生姜片切丝。
2. 笋壳鱼刮鳞,去脏杂,切大块(如果买的是小条笋壳鱼就不用切块,整条滚汤);瘦肉切小片。
3. 锅里加入清水2000毫升左右(约8碗水)和生姜丝一起煮沸,依次下猪瘦肉片、竹笋丝、笋壳鱼块和丝瓜丝,边滚边搅拌开。
4. 滚至刚熟后,下适量盐、花生油即可。

分量

适合4-5人食用。

功效

清暑益气,爽胃利肠。

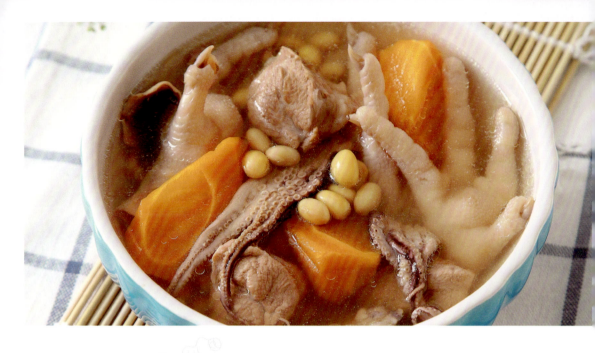

胡萝卜黄豆鸡脚煲章鱼汤

材料

胡萝卜200克　　黄豆50克

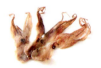

鸡脚4只　　章鱼干100克

猪腱子肉250克　　生姜2片

做法

1．胡萝卜洗净，刮皮后切大块；黄豆和章鱼干隔夜浸泡，章鱼干剪成小块状。
2．鸡脚和猪腱子肉洗净后飞水，用刀背把鸡脚拍碎，猪腱子肉切成小方块状。
3．所有材料一起放入瓦煲内，加入清水2000毫升左右（约8碗水），先武火煮沸，之后改文火慢熬2小时。
4．进饮时调入适量食盐便可温服。

分量

适合3-4人食用。

功效

健脾开胃，补虚助长。

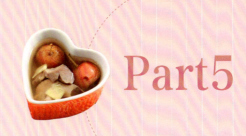

Part5

儿童常见病
辅助治疗汤谱

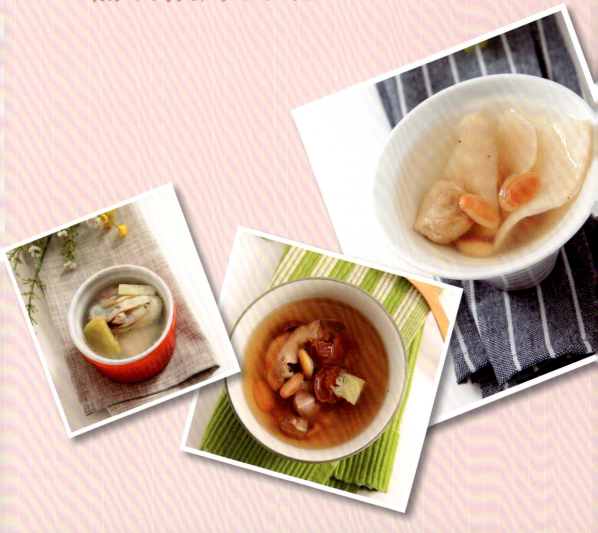

五官科疾病

过敏性鼻炎

中医将过敏性鼻炎称为"鼻鼽",认为本病是由于外感六淫之邪,或热邪窒肺使肺气不宣,肺窍闭塞所致。因为"肺开窍于鼻",鼻窍的毛病源于肺,若肺脏的气血不足而虚弱,则"卫外不固",当外邪侵入时,就会殃及鼻窍,造成"壅塞"。而肺脏的虚弱又和脾脏气虚以及肾脏阳虚有关联。如果病程长则多伤及脾肾两脏,不能使清阳出上窍和不能温化水液以致津液停滞为清涕。所以,只有肺、脾、肾三脏的气血充盈,小儿鼻窍内黏膜的致敏状态才能得到根本改善。

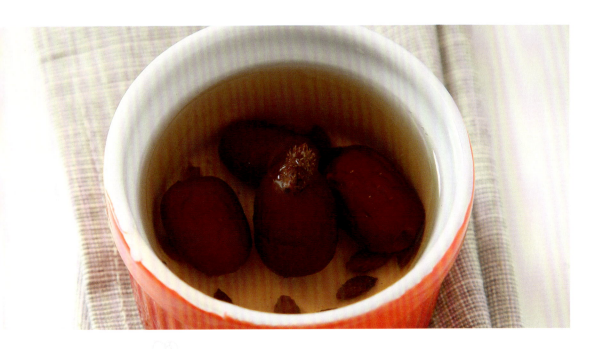

炒苍耳子红枣汤

材料

炒苍耳子3-5克　　红枣3-6个

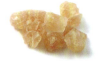

冰糖少许

做法

1．红枣去核后与炒苍耳子一起放入瓦煲，加入清水500毫升左右（约2碗水），武火煮沸后改文火慢煲约20-30分钟。
2．根据个人口味下少许冰糖温服。

分量

适合1人食用。

功效

宣通鼻窍，养肺健脾。

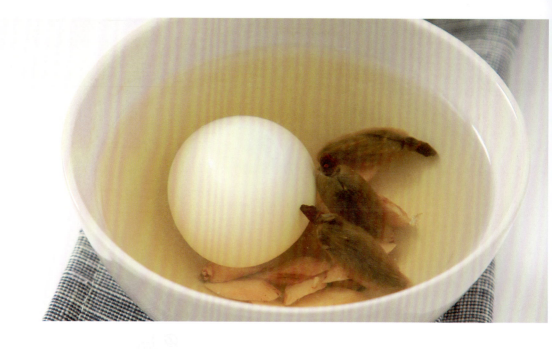

辛夷花黄芪煲鸡蛋

材料

辛夷花5克　　　黄芪10克

鸡蛋1个　　　冰糖适量

做法

1. 所有材料共入瓦煲，加入清水500毫升左右（约2碗水），先武火滚沸10分钟。
2. 捞起鸡蛋，去壳后再放入瓦煲内一起再滚10分钟。
3. 下适量冰糖后温服。

分量
适合1-2人食用。

功效
宣肺通窍，益气固表。

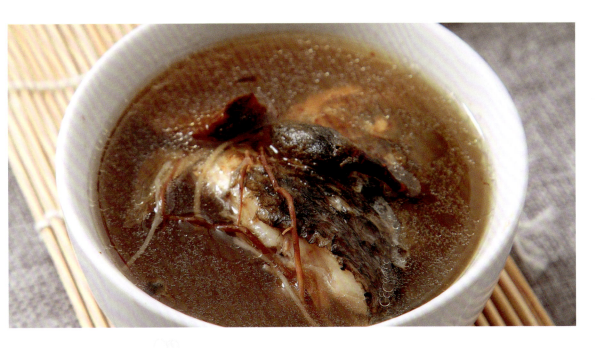

辛夷花细辛白芷鱼头汤

材料

辛夷花10克（用布包好）

细辛3克

白芷5克

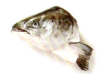
鳙鱼头1个

生姜3片

做法

1．中药材稍浸泡。
2．鳙鱼头去鳃切块，之后起油锅，放入生姜片和鳙鱼头块，煎至鱼头两面微黄，然后溅入少许清水煮沸备用。
3．将煎好的鱼头、汤汁和中药材一起放入瓦煲，加入清水1250毫升左右（约5碗水），武火煮沸后改文火慢熬1小时。
4．调入适量食盐便可温服。

分量

适合3-4人食用。

功效

祛风散寒，宣通鼻窍。

鼻出血（鼻衄）

小儿鼻出血是临床常见的急症，可由局部原因引起，如鼻炎、鼻中隔偏曲、鼻黏膜损伤等，也可由全身性疾病引起，如白血病、凝血障碍性疾病等。如果出血量较大或长期出血会对患儿造成很大的危害，甚至威胁生命，因此，小儿鼻出血要及早进行治疗和预防。小儿鼻出血属于中医的"鼻衄"范畴，一般辨证属于热证和实证居多，所以预防孩子鼻出血，家长首先应帮助纠正小儿挖鼻的不良癖好，积极防治鼻炎、鼻窦炎等疾病，忌多食导致"上火"的辛燥、煎炸食品。对于平时易发生鼻出血的孩子，除了应及时采用普通的止血方法之外，还可采用食疗方辅助治疗，以促进疾病痊愈和巩固疗效。

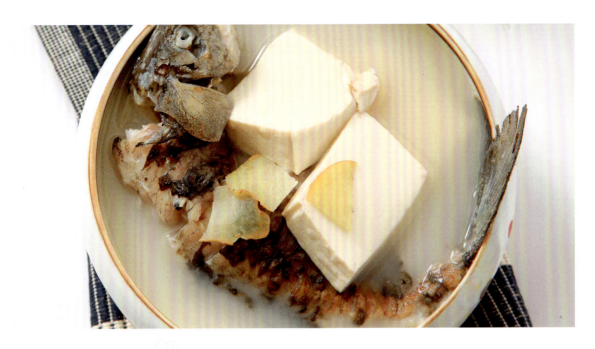

鲫鱼石膏煲豆腐汤

材料

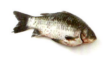
鲫鱼1条（约150克）

豆腐200克

生石膏30克

生姜3片

做法

1. 鲫鱼宰洗干净，之后起油锅，放入生姜片和鲫鱼，煎至鱼身两面微黄，然后溅入少许清水煮沸备用。
2. 将煎好的鲫鱼、汤汁、豆腐和生石膏一起放入瓦煲，加入清水1250毫升左右（约5碗水），武火煮沸后改文火慢熬1小时。
3. 调入适量食盐便可温服。

分量

适合2-3人食用。幼儿可只饮汤不吃渣，以防鱼骨鲠喉。

功效

清肺热，降胃火，止鼻血。

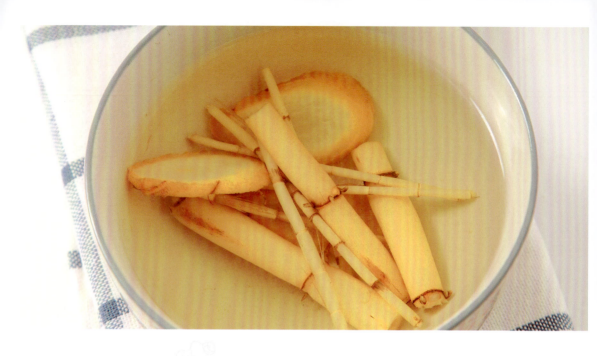

鲜生地二根饮

材料

鲜生地30克　　鲜白茅根30克

鲜芦根50克

做法

1. 材料一起放入瓦煲，加入清水1250毫升左右（约5碗水），武火煮沸后改文火慢熬40分钟。
2. 进饮时可下适量冰糖冲服。

分量

适合2-3人食用。建议连用7-10天效果更佳。

功效

清热生津，凉血止血。

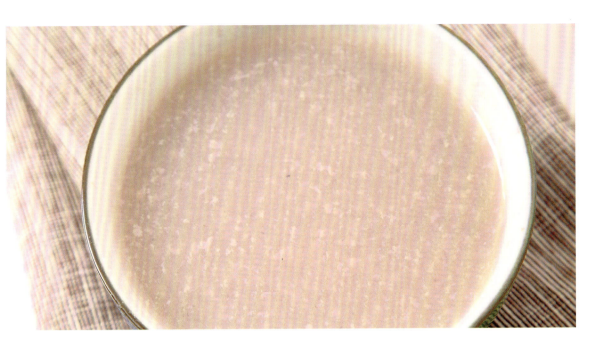

鲜藕汁白糖饮

材料

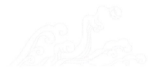

鲜莲藕300克

白糖适量

做法

1. 鲜莲藕洗净，用榨汁机榨取藕汁约50-100毫升。
2. 加少量白糖调匀后服用。

分量

适合1人食用。建议连用7-10天效更佳。

功效

清热解暑，凉血止血。

麦粒肿

麦粒肿是一种眼睑腺体急性、痛性、化脓性、结节性炎症病变，中医称为"针眼""眼丹""土疳"等，是眼科常见病、多发病，好发于儿童。从中医角度讲，麦粒肿是由风热外袭或脾胃积热，使气血凝滞、热毒上攻眼胞所致，所以治疗上多以祛风清热、解毒消肿为主。在治疗期间患儿应注意休息，避免进食辛辣刺激性食物，多饮水，多吃新鲜的蔬菜水果，保持大便通畅。家长还要教育孩子不要用脏手揉眼睛，注意用眼卫生，避免将细菌带入眼内，加重感染。下面介绍儿童麦粒肿的辅助治疗汤饮。

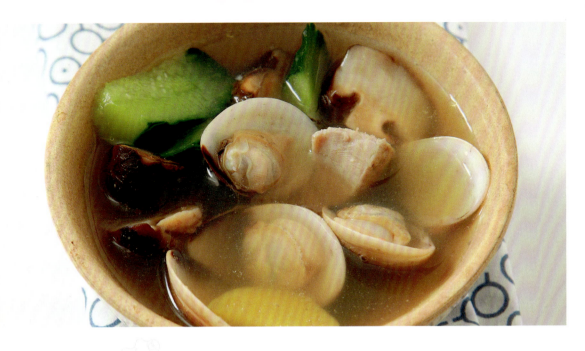

蛤蜊滚黄瓜汤

材料

蛤蜊10只

黄瓜300克

猪瘦肉150克

冬菇8个

生姜3片

做法

1. 蛤蜊浸泡洗净，置沸水稍滚至开口取出，清水冷却，挑出蛤蜊肉；猪瘦肉切薄片，用湿马蹄粉拌匀。
2. 冬菇去蒂，浸泡，切片；黄瓜洗净，切厚片。
3. 起油锅下少许绍酒，加入清水1250毫升左右（约5碗水），武火滚沸后，下冬菇片、猪瘦肉片、黄瓜片滚至熟，最后下蛤蜊肉滚至熟。
4. 再调入适量食盐和少许花生油便可饮用。

分量

适合3-4人食用。

功效

清热利水，滋阴明目。

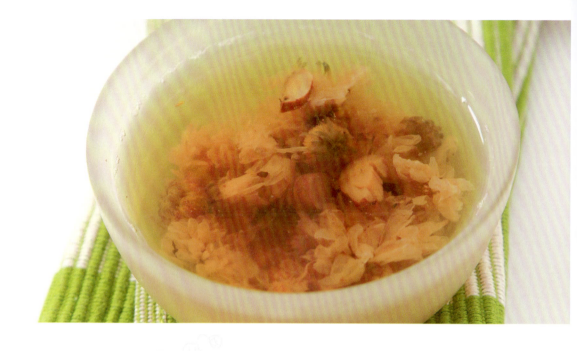

菊花甘草汤

材料

杭白菊花30克

生甘草5克

做法

1. 材料稍浸泡30分钟，之后放入瓦煲，加入清水750毫升左右（约3碗水），煮沸10-15分钟，去渣。
2. 日间代茶频饮，每日1剂，连服3-5天。

分量

适合1-2人食用。

功效

疏风清热，除肿痛毒。

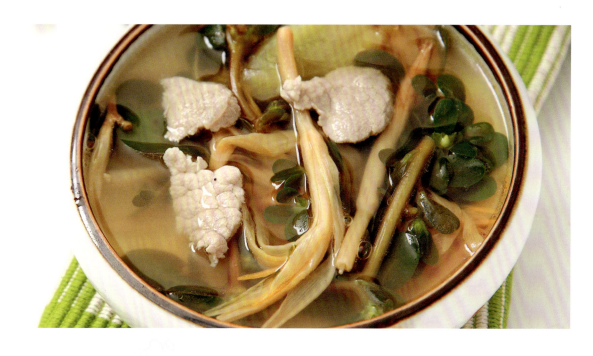

黄花菜马齿苋滚瘦肉汤

材料

干黄花菜30克

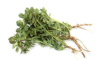
鲜马齿苋50克

猪瘦肉100克

生姜1片

做法

1. 干黄花菜稍浸泡；鲜马齿苋洗净，切小段；猪瘦肉切片，用少量生抽、花生油、生粉稍稍腌制半小时左右。
2. 锅里加入生姜片和清水1000毫升左右（约4碗水），武火煮沸后先后加入黄花菜、猪瘦肉片，稍滚5分钟后加入马齿苋段，滚至熟。
3. 调入适量食盐便可喝汤吃菜。

分量

适合2-3人食用。

功效

清热解毒，散血消肿。

结膜炎

结膜炎俗称的"红眼病"是传染性结膜炎,又叫暴发火眼,是一种急性传染性眼炎。根据不同的致病原因,可分为细菌性结膜炎和病毒性结膜炎两类,其临床症状相似,主要是结膜红肿、眼痒为主,但流行程度和危害性以病毒性结膜炎为重。预防主要是要打断接触环节。本病属于中医"目痒""痒若虫行证""时复证""时复目痒"等范畴,多由外感风热时邪、脾肺内蕴湿热所致。广东民间亦常以菊花、金银花、灯芯花、苦瓜等食材入汤,作为防治红眼病的汤水饮用。

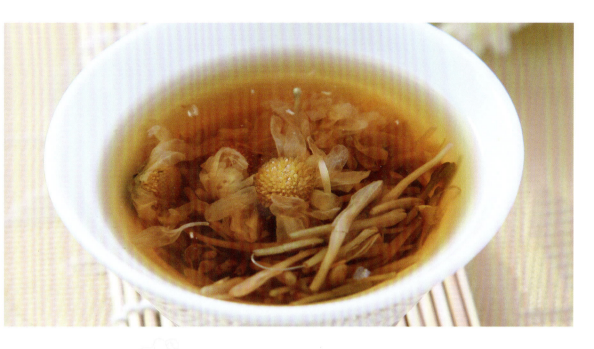

菊花金银花冰糖饮

材料

菊花10克

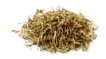
金银花15克

冰糖适量

做法

1．菊花和金银花共入瓦煲。
2．加清水500毫升左右（约2碗水），武火煮沸后改文火煲40分钟左右。关火前先开盖熏熏眼睛。
3．然后放少量冰糖，当茶水饮用。

分量

适合1-2人食用。

功效

疏风清热，解毒明目。

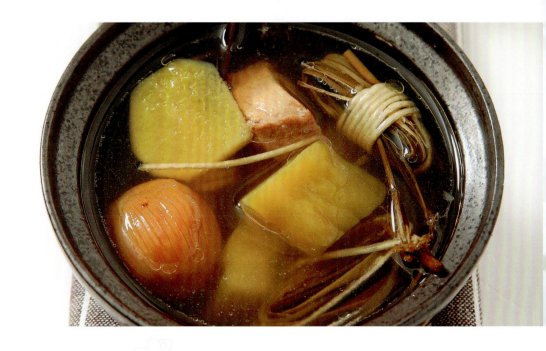

灯芯草苦瓜煲猪䐃汤

材料

灯芯草10扎

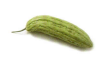
苦瓜400克

猪䐃肉200克

蜜枣2颗

生姜2片

做法

1. 灯芯草清浸泡，洗净；苦瓜洗净，去瓤核，切为厚块。
2. 猪䐃肉氽水后切小方块。
3. 所有材料一起放进瓦煲内，加入清水1000毫升左右（约4碗水），武火煮沸后，改文火慢熬1小时。
4. 调入适量食盐便可温服。

分量

适合2-3人食用。

功效

清热凉血，明目解毒。

注：猪䐃肉指猪大腿的精肉，用来煲汤比一般的猪瘦肉要好。

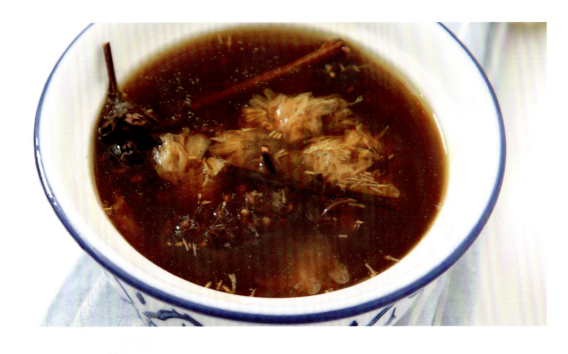

决明子夏枯草煲瘦肉汤

材料

决明子25克

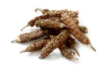
夏枯草30克

菊花10克

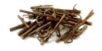
钩藤10克

猪瘦肉300克

生姜2片

做法

1．各药材洗净，稍浸泡，之后一起放入汤料包扎好。
2．猪瘦肉洗净，汆水后切小方块。
3．所有材料一起放进瓦煲内，加入清水1000毫升左右（约4碗水），武火煮沸后，改文火慢熬1小时。
4．调入适量食盐便可温服。

分量

适合2-3人食用。

功效

疏风散热，清肝明目。

小儿弱视

现代医学研究表明小儿弱视的病因是视中枢受损。中医认为，肝、脾、肾三脏与人体眼睛密切相关。根据其发病情况，多系先天禀赋不足，后天失于调养，脏腑精气虚弱，不足以上充于目，双目光华不藏所致。食疗在小儿弱视的治疗当中起到很重要的辅助治疗作用，患儿可以多食用菠菜、甘蓝菜、胡萝卜、玉米、枸杞、鸡肝、羊肝、猪肝、蛋类、海鱼类、奶制品、贝壳类和根茎类食物。汤饮方面多以养肝明目、健脾益肾、消积助长类的药膳汤品为主。

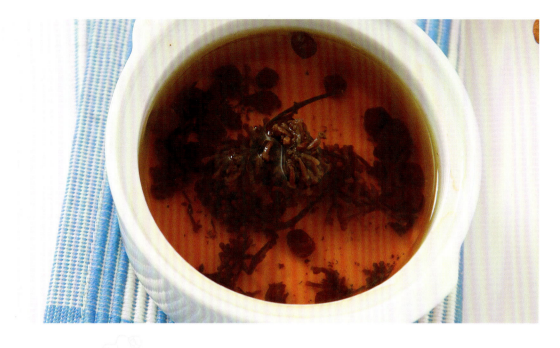

五味密蒙花甜汤

材料

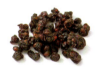
五味子5克

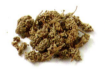
密蒙花5克

蜂蜜适量

做法

1. 五味子入锅略炒片刻，与密蒙花一起入瓦煲，加入清水500毫升左右（约2碗水），煲15分钟左右倒出汤汁。
2. 根据个人口味冲兑适量蜂蜜即可。

分量

适合1-2人食用。

功效

养肝明目，增强视力。

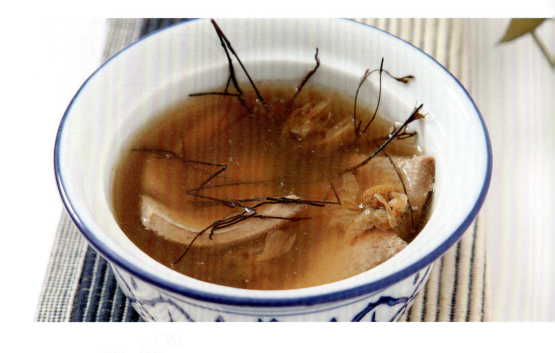

独脚金菊花滚猪肝汤

材料

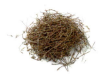
独脚金15克

菊花10克

猪肝100克

生姜2片

做法

1. 猪肝洗净后切片，之后用少量生抽、花生油和生粉稍腌制半小时。
2. 做法（1）锅里加入生姜和清水750毫升左右（约3碗水），先将独脚金和菊花煲15分钟左右，然后捞起独脚金和菊花，在汤液中加入调好味的猪肝滚至刚熟。

做法（2）还可以将菊花用水煲滚后先熏眼睛片刻，然后捞起菊花，在菊花水中加入独脚金煲15分钟，再放调好味的猪肝滚至刚熟。
3. 调入适量食盐便可温服。

分量

适合2-3人食用。

功效

健脾除积，清肝明目。

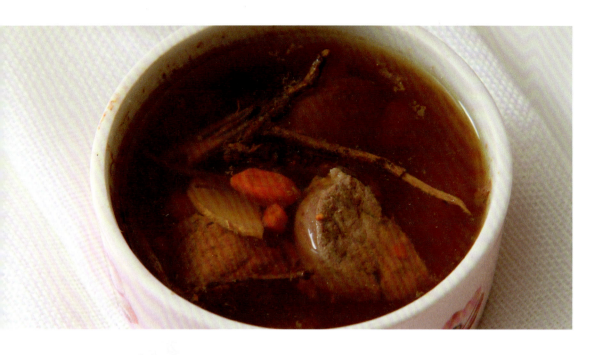

苍术枸杞头炖羊肝汤

材料

苍术10克

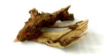
枸杞头（即枸杞的主根部）150克

枸杞子10克

羊肝200克

生姜2片

做法

1. 枸杞头洗净，斩小段；羊肝洗净，切片后汆水备用。
2. 所有材料共入瓦煲，加入清水1000毫升左右（约4碗水），先武火煮沸，之后改文火慢熬1小时。
3. 调入适量食盐便可温服。

分量

适合2-3人食用。

功效

滋补肝肾，明目增视。

中耳炎

中耳炎是儿童发生耳痛的常见病因,常发生于8岁以下儿童,经常是普通感冒或咽喉感染等上呼吸道感染所诱发的疼痛并发症。中医将本病称为"耳脓""耳疳",认为多因肝胆湿热、邪气盛行而引起。主要症状为耳内胀闷、耳痛、面色红赤、听力下降、耳鸣、耳道脓液黄稠等。一旦患上中耳炎,可多食具有清热解毒作用的新鲜蔬菜,如芹菜、丝瓜、茄子、荠菜、黄瓜、苦瓜等,或多饮用些清热祛湿、解毒下火的汤水辅助治疗。忌食辛辣刺激和燥热上火的食物。

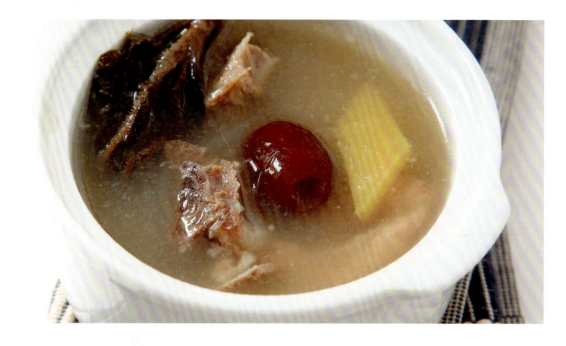

地胆头煲番鸭汤

材料

干品地胆头25克

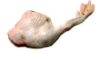

番鸭500克

猪脊骨100克

去核红枣3颗

生姜片2片

做法

1. 番鸭和猪脊骨斩大块并氽水。
2. 将所有材料共入瓦煲,加清水1500毫升左右(约6碗水),先武火煮沸,再调文火慢熬1.5小时。
3. 调入适量食盐便可温服。

分量

适合3-4人食用。

功效

清热祛湿,滋阴下火。

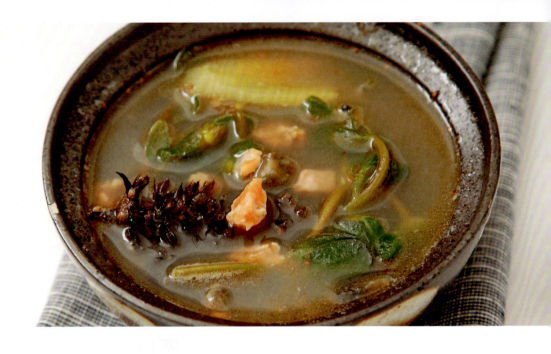

夏枯草马齿苋滚金银蛋汤

材料

夏枯草20克　　鲜马齿苋200克

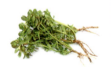

咸蛋1个　　皮蛋1个

生姜2片

做法

1. 夏枯草洗净后放进煲汤袋扎好；鲜马齿苋洗净，切段后氽水备用；咸蛋和皮蛋的蛋黄切成小块。
2. 锅里加入夏枯草、生姜片和清水1250毫升左右（约5碗水）煮沸，之后下马齿苋、咸蛋和皮蛋，稍滚3分钟左右。
3. 调入适量食盐便可温服。

分量

适合2-3人食用。

功效

清肝胆湿热，解毒下火。

口臭

口臭是指口腔出气臭秽。引起口臭的原因有多种，主要是因为口腔清洁不及时，食物聚集腐败而致，也可见于多种疾病，如某些口腔疾病（口腔溃疡、口疮、龋齿），或其他疾病（如胃炎、消化不良）等。中医认为，儿童口臭的发生多与内脏有火，如胃火、肺火、肝火等密切相关，治疗以清火为主。所以，防治儿童口臭，除了要加强个人口腔卫生，及时除垢防龋之外，还可饮用以下有清胃泻火、清肺滋阴功效的汤饮辅助治疗之用。

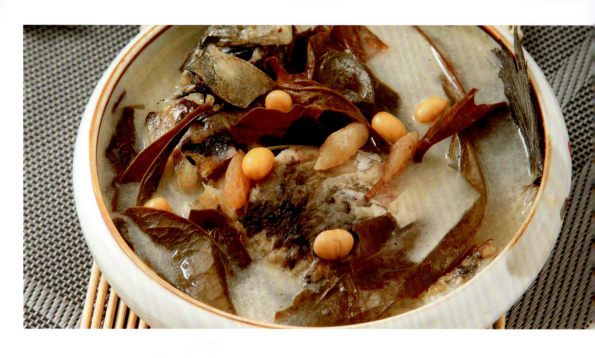

龙脷叶麦冬黄豆煲白鲫鱼汤

材料

龙脷叶15克

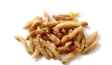
麦冬15克

黄豆50克

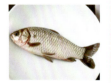
白鲫鱼1条

生姜2片

做法

1．先将龙脷叶和麦冬洗净，放进煲汤袋扎好；黄豆隔夜浸泡。
2．白鲫鱼宰净，抹干水，烧热油锅，慢火煎至两边微黄，之后加少许清水煮沸。
3．先将除白鲫鱼外的其余食材放入瓦煲，加入清水1500毫升左右（约6碗水），武火煮沸后改文火煲1小时。
4．再把煎好的鲫鱼放入瓦煲，再煲半小时。
5．调入适量食盐便可温服。

分量

适合2-3人的食用。

功效

清肺胃热，养阴利水。

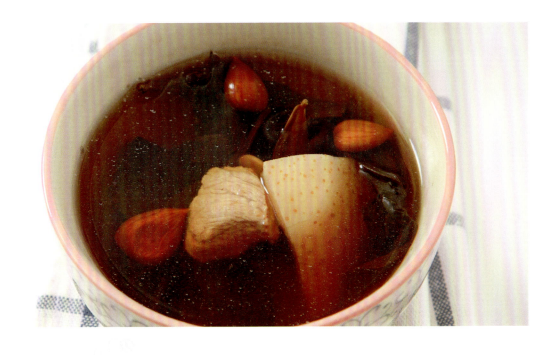

龙脷叶雪梨煲瘦肉汤

材料

龙脷叶10克

南杏10克

北杏10克

雪梨1个

猪瘦肉250克

生姜2片

做法

1．龙脷叶洗净放进煲汤袋扎好；雪梨削皮后"十"字切开，去梨芯。
2．猪瘦肉洗净，汆水后切成小方块。
3．所有材料共放进瓦煲内，加入清水1500毫升左右（约6碗水），武火滚沸后，改为文火慢熬1小时左右。
4．调入适量食盐便可饮用。

分量

适合2-3人食用。

功效

润肺利咽，清火生津。

小儿唇色异常

健康小儿的双唇是淡红色的,润泽饱满无干裂。当他们双唇的颜色、形态有了改变时,往往预示着身体状况上有异常的改变,可通过日常食养加以调理。

口唇鲜红发干,出现蜕皮或裂沟时,这是维生素B_2缺乏及中医认为阴虚火旺的症状,并常继发牙痛、头痛、头晕、尿黄、便秘等不适。口唇为淡白色时多属于脾胃虚弱、气血不足,常见于贫血和失血症,患儿多会出现头晕、乏力,甚至会有四肢发麻、失眠心慌等症状。口唇周围的皮肤泛起一圈黑色时,中医认为小儿身体里有比较明显的湿气存在,同时也意味着其肾和脾胃开始出现亏虚现象了。小儿常见会食欲下降,甚至会出现下肢沉重等不适。

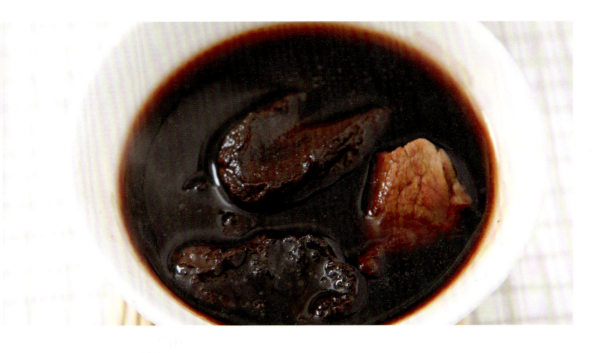

生熟地黄猪瘦肉汤

材料

生地黄15克

熟地黄15克

猪瘦肉100克

生姜2片

做法

1. 猪瘦肉氽水，切成小方块。
2. 所有材料共入瓦煲，加入清水1500毫升左右（约6碗水），武火煮沸后改文火慢熬1.5小时。
3. 调入适量食盐便可温服。

分量

适合2-3人食用。

功效

滋阴降火，润燥生津。

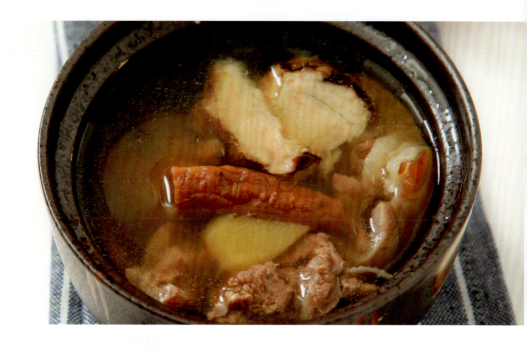

参芪归羊肉汤

材料

党参25克

黄芪20克

当归10克

羊肉500克

生姜3片

做法

1. 羊肉洗净，切块，置加有姜葱、料酒的沸水中稍滚片刻，即余水。
2. 之后所有材料共入瓦煲，加入清水2500毫升左右（约10碗水），武火煮沸后改文火慢熬2小时。
3. 调入适量食盐便可温服。

分量

适合3-4人食用。

功效

健脾养血，和胃理气。

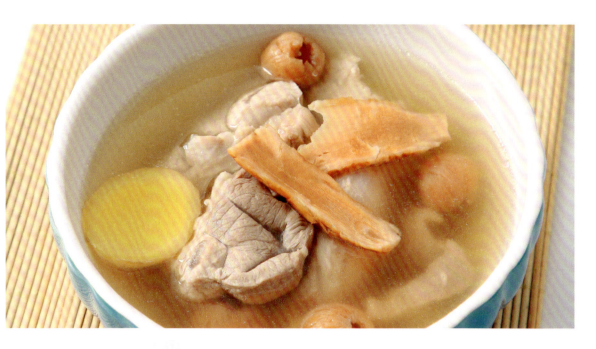

红参桂圆肉炖猪腱肉

材料

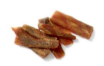
红参10克

桂圆肉8克

猪腱肉80克

做法

1. 猪腱肉洗净，氽水后切成小方块。
2. 所有材料共入炖盅内，加入清水250毫升（约1碗水），加盖隔水炖3小时。
3. 调入适量食盐便可温服。

分量

适合1-2人食用。

功效

补气，养血，安神。

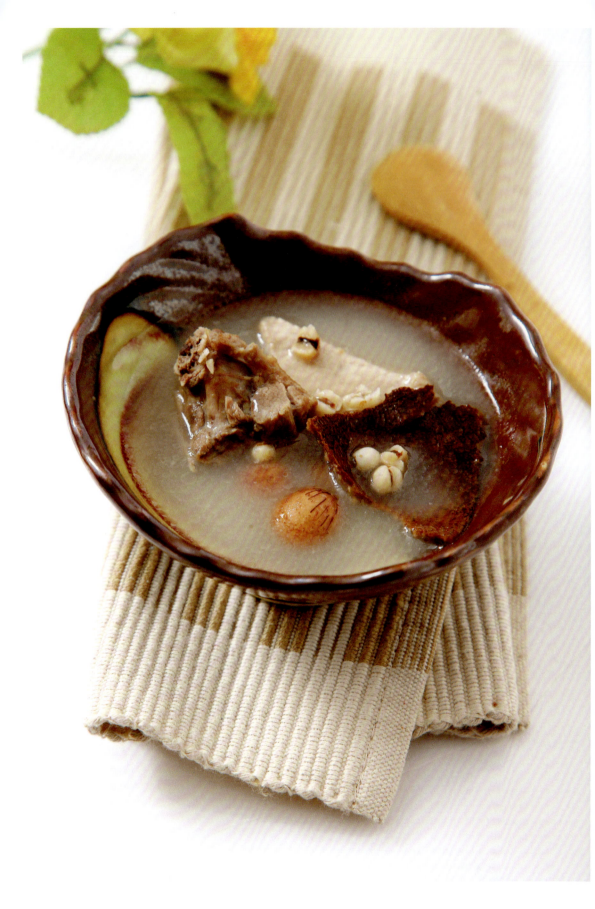

莲子陈皮老鸭汤

材料

莲子30克

炒薏米30克

陈皮5克

淮山15克

老鸭肉250克

猪瘦肉150克

生姜3片

做法

1. 猪瘦肉洗净后氽水，切成小方块；老鸭肉斩大块，氽水后备用。
2. 所有材料共入瓦煲，加入清水2000毫升左右（约8碗水量），武火煮沸后改文火慢熬2小时。
3. 调入适量食盐便可温服。

分量

适合3-4人食用。

功效

健脾祛湿，和胃利水。

呼吸系统疾病

感冒

感冒是儿科常见病之一，其发生有外因也有内因。外因以感受风邪为主，常兼夹寒、热、暑、湿、燥、食滞等；内因是小儿正气不足，当小儿机体抵抗力低下时，外邪易于乘虚侵入而成感冒。食疗治疗感冒其实效果不错，但要注意辨证施膳。需要注意的是小儿脏腑娇嫩，病情变化快，易并发下呼吸道感染，如支气管炎及肺炎等病。如果用药膳汤饮治疗，症状不减或逐渐加重者，应尽快到医院诊治。

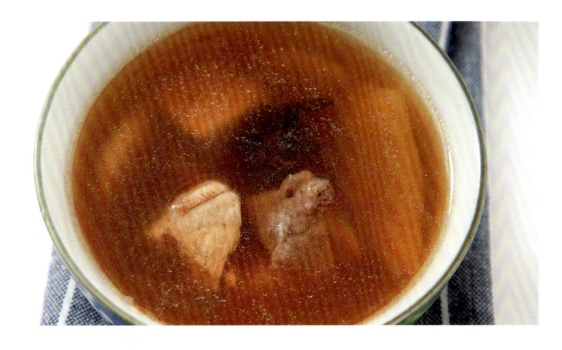

黑蒜头炖白肺汤

材料

黑蒜头3颗　　猪肺600克

猪腰肉150克　　生姜4片

做法

1. 黑蒜头去外壳。
2. 将连着猪肺的喉管套在水龙头上，一边灌水一边轻拍猪肺，用力搓，并倒去肺中污水，反复搓洗数次，之后晾干水，不下油用铁锅慢火炒干身，切片备用。
3. 猪腰肉洗净、汆水后切小方块。
4. 所有材料共入炖盅，加入清水1500毫升左右（约6碗水），之后隔水慢炖3小时。
5. 调入适量食盐便可温服。

分量

适合3-4人食用。

功效

散寒解表，温肺止咳。

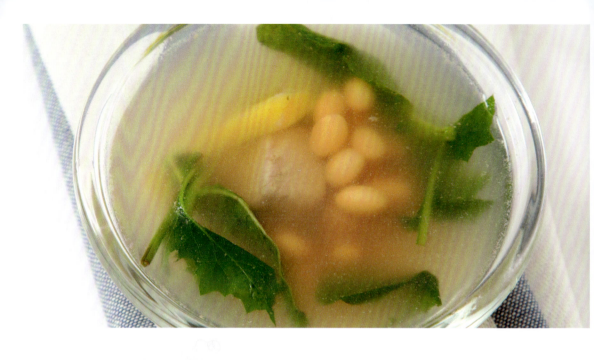

黄豆猪瘦肉滚鲜薄荷汤

材料

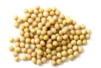

黄豆50克　　猪瘦肉200克

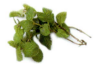

鲜薄荷叶80克　　生姜2片

做法

1. 黄豆隔夜浸泡；猪瘦肉洗净，汆水后切小方块。
2. 除薄荷叶外的其余材料共入瓦煲，加入清水1500毫升左右（约6碗水），武火煮沸后改文火慢熬50分钟。
3. 加入鲜薄荷再煲10分钟左右。
4. 调入适量食盐便可温服。

分量

适合2-3人食用。

功效

清热解表，平和滋补。

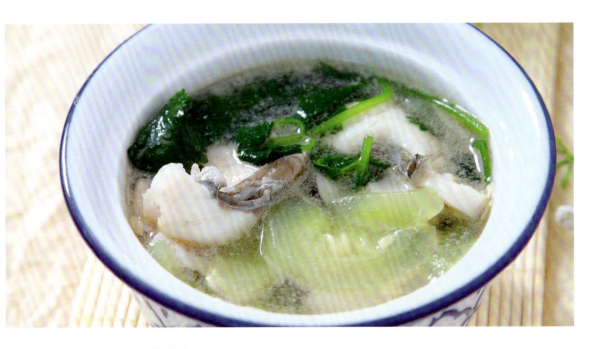

芫荽滚鱼片汤

材料

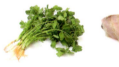
芫荽50克

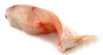
鲩鱼肉250克

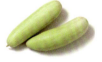
茶瓜50克

生姜3片

注：广东人所谓的茶瓜，就是把白瓜（菜瓜）用醋、糖等调味料腌制而成，味道甜而微酸，可佐餐或做汤。

做法

1．芫荽洗净、去根切段；鲩鱼肉洗净切片；茶瓜切片。
2．锅里加入清水1250毫升左右（约5碗水），和生姜片一起滚沸，之后依次下鲩鱼片、茶瓜片、芫荽段滚至熟。
3．调入适量食盐便可温服。

分量

适合3-4人食用。

功效

驱寒发汗，开胃健脾。

急性支气管炎

急性支气管炎多继发于上呼吸道感染，以发热、咳嗽、咳痰为主要症状，本病属中医"咳嗽"范畴，咳嗽是小儿肺系病患中一种常见症候，以外感咳嗽多见，一年四季均可发病，以冬春季多见。此病若调护和治疗不及时，小孩容易迁延不愈，而且较长时间使用抗生素，毒副作用也较大。中医治疗小儿咳嗽具有优势，中医认为本病病位主要在肺，多涉及脾胃，故本病汤饮设计以清肺化痰、止咳平喘，佐以健脾消积为原则。患咳嗽时饮食宜清淡，不宜过咸过甜和过于肥腻，否则多吃容易生痰，诱发本病咳嗽或使病情加重；同时，要少吃冷、酸、辣类食物，避免刺激咽喉部，加重咳嗽。

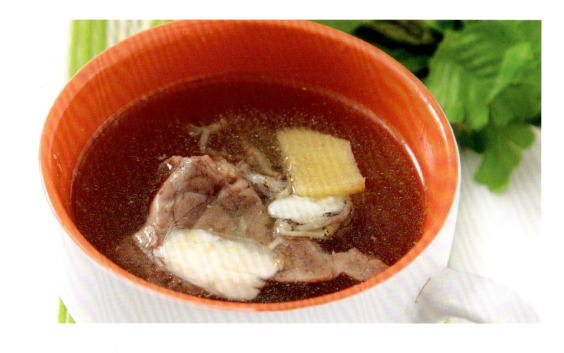

鲜鱼腥草百合煲猪肺汤

材料

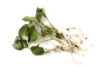

新鲜鱼腥草100克　鲜百合50克

猪肺1/4个　生姜3片

做法

1．新鲜鱼腥草（可用干品代替）洗净；鲜百合洗净。
2．将猪肺的气管口对准水龙头灌水，并反复挤洗，洗去血水和杂质，待猪肺颜色转淡后，切小块，放入锅里充分煮熟、汆水，并再次漂洗，挤干肺内水分，最后切片备用。
3．除百合外的其余材料一起放进瓦煲内，加入清水1750毫升左右（约7碗水），先武火煮沸后，改用文火慢熬1小时，再放入鲜百合后煲半小时。
4．调入适量食盐便可温服。

分量

适合3-4人食用。

功效

清热宣肺，化痰止咳。

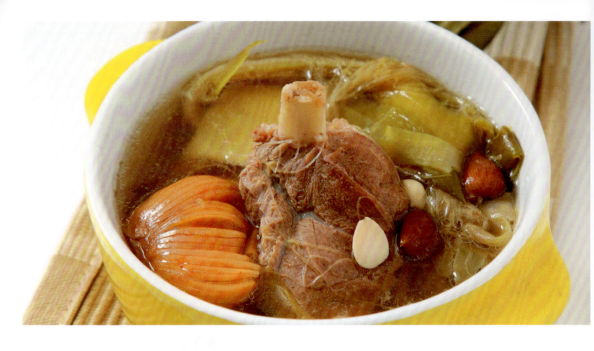

霸王花南北杏煲猪䐒汤

材料

干品霸王花40克

北杏仁15克

南杏仁15克

蜜枣1颗

带骨猪䐒约400克

生姜2片

做法

1. 干品霸王花用清水浸软,洗净,剪成小段;带骨猪䐒不要剔肉,也不要斩块,整只氽水备用。
2. 所用材料共入瓦煲,加入清水2000毫升左右(约8碗水),先武火煮沸,再调文火慢熬1.5小时左右。
3. 调入适量食盐便可温服。

分量

适合3-4人食用。

功效

清热润肺,化痰止咳。

肺炎

肺炎归属为外感热病、温热病范畴，多属实热证，由外感风热之邪或外感风寒之邪转化引起热邪闭肺、肺气失宣所致。因此临床对于该病多采取辛凉宣肺清热化痰等治疗法则。若小孩高烧38.5℃以上持续2-3天时间，吃了退烧药也不见效，咳嗽常是剧烈、频繁的，痰多，甚至带有气喘气促，有些患者出现呼吸困难，病情长时间不见好转，或有加重的趋势，就要警惕肺炎。中西医结合治疗小儿肺炎的疗效优于单纯西药治疗，不仅疗程短，而且副作用也少。

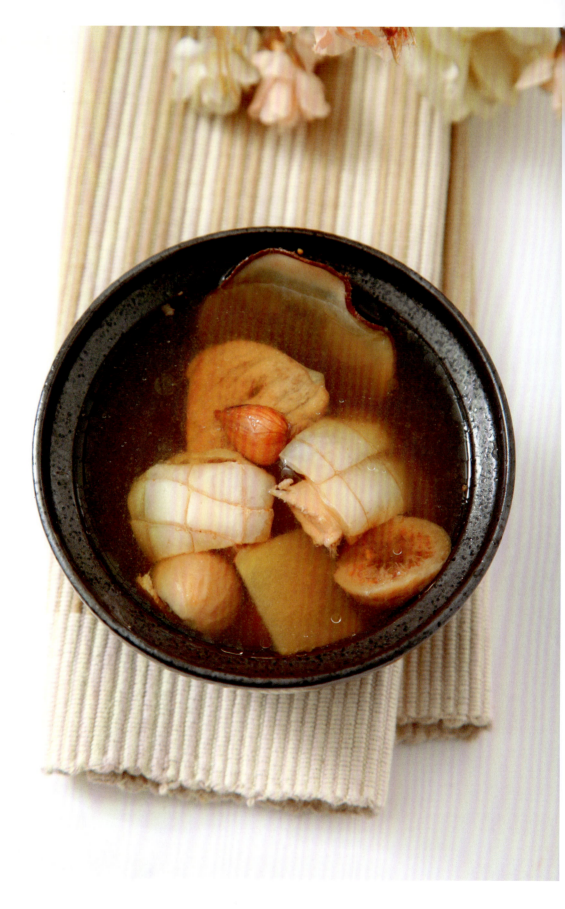

海底椰南杏炖鳄鱼肉汤

材料

鳄鱼肉300克

海底椰50克

无花果2个

南杏15克

陈皮3克

猪瘦肉50克

生姜2片

做法

1．鳄鱼肉洗净，汆水后切小块；猪瘦肉洗净，汆水后切小方块。
2．无花果"十字"切开；陈皮浸泡软后刮去里面白瓤。
3．所有材料共入炖盅，加入清水1000毫升左右（约4碗水），之后隔水炖3小时。
4．调入适量食盐便可温服。

分量

适合2-3人食用。

功效

清肺化痰，理气止咳。

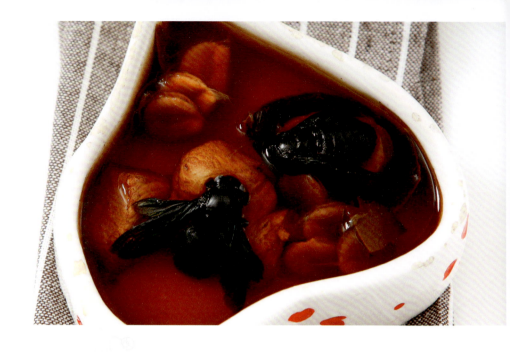

咸竹蜂罗汉果炖瘦肉汤

材料

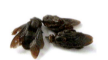

咸竹蜂3只

罗汉果1/4个

猪瘦肉100克

生姜1片

做法

1. 咸竹蜂和罗汉果洗净；猪瘦肉洗净，氽水后切小方块。
2. 所有材料一起下炖盅，加清水500毫升左右（约2碗水），加盖隔水炖2.5小时。
3. 调入适量食盐便可温服或不放盐温服。

分量

适合1-2人食用。

功效

祛风化痰，清肺止咳。

急性扁桃体炎

急性扁桃体炎是小儿常见的上呼吸道急性热性疾病，中医称之为"乳蛾""喉蛾"，常令父母非常头痛。究其病因，多因感受风热时邪或多吃辛辣燥热上火食物，导致肺胃积热，上攻咽喉而成。临证多表现为突然发热，但又无外感症状，查体可见扁桃体红肿或表面见脓点，个别小孩可有咽痛或者吞咽困难。若是化脓性扁桃体炎，多以药物治疗为主，食疗为辅；如果是普通急性扁桃体炎，可以以食疗治疗之，小儿更容易接受。在治疗期间尤其要注意忌口，忌食煎炸燥热、肥滞甜腻饮食，以免加重病情。

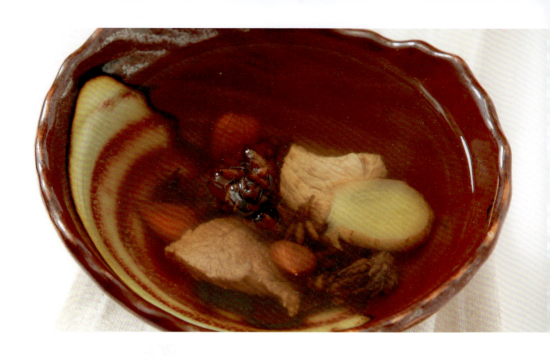

南杏猫爪草煲猪瘦肉汤

材料

南杏20克

猫爪草30克

猪瘦肉300克

生姜2片

做法

1. 猪瘦肉洗净,氽水后切块。
2. 所有材料共入炖盅,加入清水2000毫升左右(约8碗水),先武火煮沸,之后改文火慢熬2小时。
3. 调入适量食盐便可温服。

分量

适合3-4人食用。用于辅助治疗时可每周2-3次。

功效

清热消炎,利咽散结。

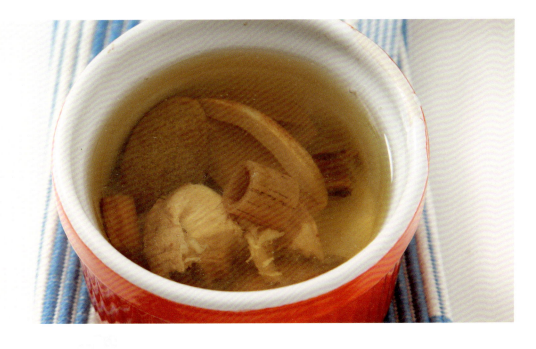

咸橄榄芦根炖瘦肉汤

材料

青橄榄6-8个

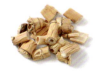
芦根60克

瘦肉300克

生姜1片

做法

1．青橄榄切开两半，用盐腌制1小时左右；猪瘦肉洗净，汆水后切小方块。
2．所有材料共入炖盅，加入清水1500毫升左右（约6碗水），之后隔水炖3小时左右。
3．调入适量食盐便可温服。

分量

适合3-4人食用。

功效

清热生津，解毒利咽。

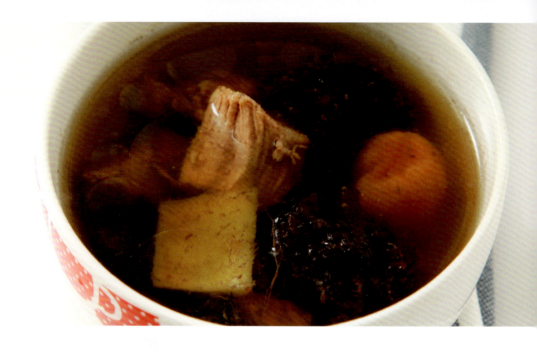

胖大海猫爪草炖鹧鸪汤

材料

 胖大海1颗

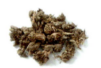 猫爪草15克

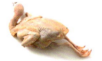 鹧鸪1只

 猪瘦肉100克

 生姜1片

 蜜枣1颗

做法

1. 鹧鸪宰洗干净后汆水；猪瘦肉洗净、汆水，之后切成小方块。
2. 所有材料共入炖盅，加入清水1250毫升左右（约5碗水），加盖隔水炖3小时。
3. 调入适量食盐便可温服。

分量

适合3~4人食用。

功效

清热利咽，散结消肿。

急性咽喉炎

本病为急性上呼吸道感染的一种，有时在鼻炎、麻疹、流感或其他急性传染病的病程中并发，多有发热、声嘶、咳嗽、咽部疼痛不适等表现。饮食宜清淡，多喝水，不要吃有刺激性的食物；还要让小孩少用嗓子，避免过度大声哭喊。此病属于中医"喉痹"范畴，多由外邪侵犯和/或肺胃积热，热毒上攻咽喉所致。治法多从清热生津、解毒利咽入手。轻中症的患儿可以辅助药膳汤饮辅助治疗，减轻症状和缩短康复时间。若全身症状加重或者出现咽喉梗阻感者，需尽快医院就诊。

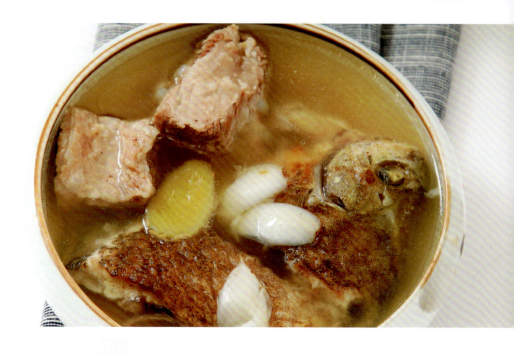

金鼓鱼煲百合汤

材料

金鼓鱼400克　　鲜百合150克

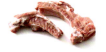

排骨200克　　生姜2片

做法

1．金鼓鱼洗净，去肠肚，用少许花生油煎至鱼身两面微黄；百合掰好洗净；排骨斩段后余水。
2．先将排骨段和生姜片放入瓦煲，加入清水1750毫升左右（约7碗水），武火煲滚后改文火慢熬30分钟。
3．之后加入金鼓鱼，再煮沸后改文火慢熬15-20分钟，加入鲜百合再慢熬15分钟。
4．调入适量食盐便可温服。

分量

适合3-4人食用。

功效

利咽化痰，清补润肺。

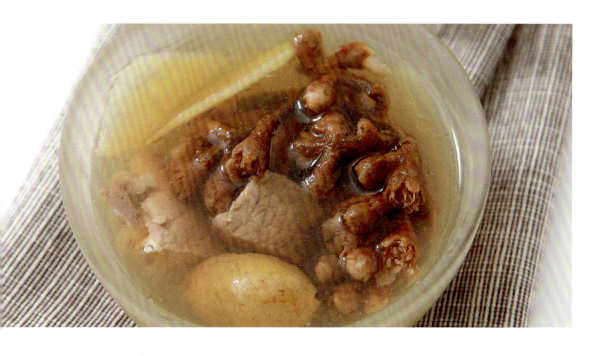

青榄枇杷花炖土猪肉汁

材料

青榄5个

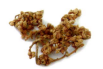
干品枇杷花10克

土猪肉150克

生姜1片

做法

1. 青榄洗净剖开两半,土猪肉剁成肉饼。
2. 所有汤料放入炖盅,加入清水750毫升左右(约3碗水),隔水炖3小时。
3. 调入适量食盐便可温服。

分量

适合2-3人食用。

功效

清肺解毒,利咽生津。

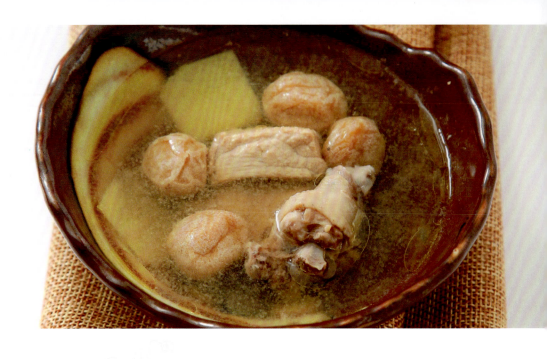

咸柑桔炖鹧鸪汤

材料

鹧鸪1只

咸柑桔8个

猪瘦肉100克

生姜2片

做法

1. 鹧鸪宰洗干净，汆水后切大块；猪瘦肉洗净，汆水后切小方块。
2. 所有材料共入炖盅，加入清水1000毫升左右（约4碗水），之后隔水炖3小时。
3. 调入适量食盐便可温服。

分量

适合3~4人食用。

功效

利咽，化痰，止咳。

哮喘

哮喘在春秋二季发病率较高，常反复发作，每因气候骤变而诱发，难以根治，病程拖延越长，对患儿的生长发育影响则越大。中医认为，肺、脾、肾三脏虚弱不足，痰饮留伏是发病的主要内因，气候转变，寒温失调，接触过敏异物，过食生冷咸酸是本病的重要外因条件。治疗上，急性期以祛邪治标为主，缓解期以扶正治本为主。配合辨证施膳，尤为重要。

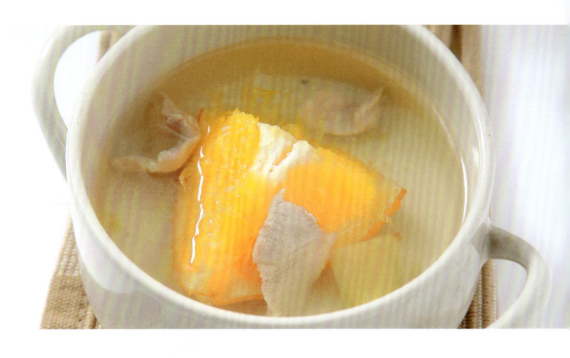

原只鲜橙炖瘦肉

材料

鲜橙1个

猪瘦肉5-6片

生姜2片

做法

1．鲜橙洗净，整个放进炖盅内，加入猪瘦肉片和生姜。
2．加入清水300毫升左右（约1碗多水），加盖隔水炖2.5小时便可。
3．进饮时可放或不放食盐。

分量

适合1人食用。

功效

止咳平喘，开郁下气。

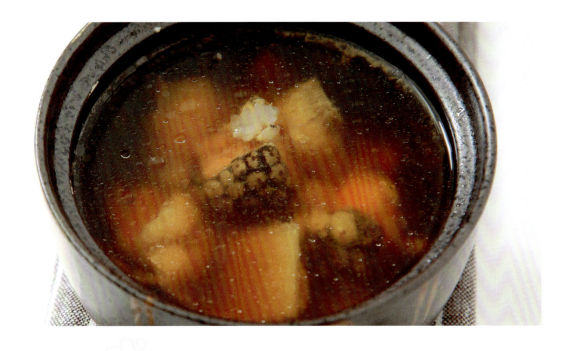

陈皮川贝炖鳄鱼肉汤

材料

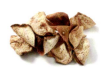

陈皮5克

川贝母9克

鳄鱼肉150克

生姜3片

做法

1．陈皮浸泡软，刮去里面白色内囊；川贝母碾成粉；鳄鱼肉洗净，汆水后切小块。
2．所有材料共入炖盅，加入清水750毫升左右(约3碗水)，之后隔水炖3小时。
3．调入适量食盐便可温服。

分量

适合2-3人食用。

功效

理气化痰，平喘止咳。

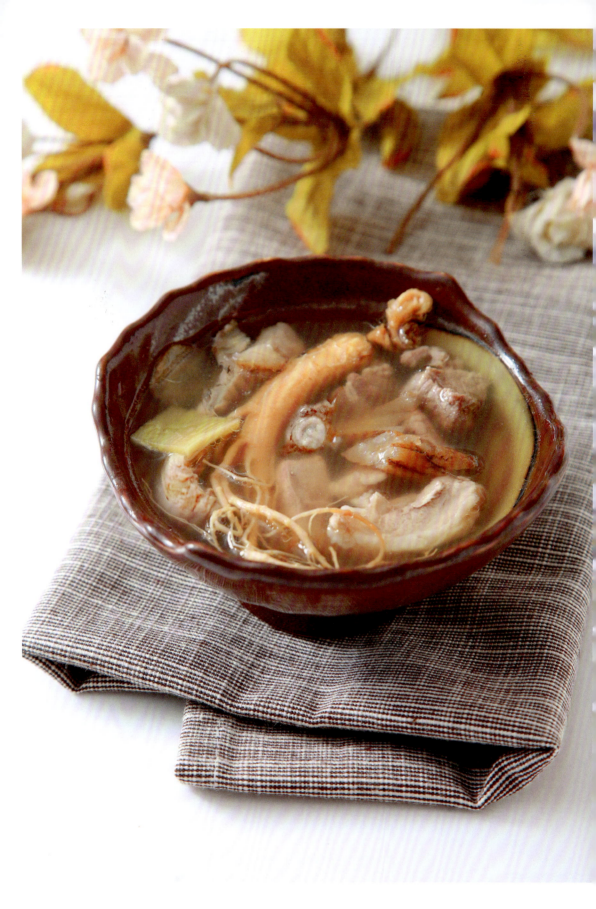

参贝炖羊胎盘汤

材料

川贝3克

人参3克

桔梗3克

百部3克

羊胎盘1/4或1/5个

猪瘦肉50克

生姜2片

做法

1．羊胎盘洗净、余水后切小块；猪瘦肉洗净、余水后切小方块。
2．所有材料共入炖盅，加入清水250毫升左右（约1碗水），之后隔水炖约3小时。
3．调入适量食盐便可温服。

分量

适合1人食用。

功效

平喘止咳，温肾养肺。

儿童慢性咳嗽

咳嗽是儿童呼吸系统疾病最常见的症状之一。临床上引起咳嗽的原因复杂,尤其是儿童的慢性咳嗽,临床上即使患儿长久咳嗽,但现代医学检查往往提示阴性结果,所以其诊断有一定的难度。咳嗽久治不愈容易影响患儿身心健康和学习生活,并给家长和社会带来额外的经济负担。

儿童慢性咳嗽是指儿童咳嗽症状持续大于4周而现代医学检查无明显异常提示的非特异性咳嗽。中医治疗儿童慢性咳嗽时辨小儿体质、辨病辨证施治尤为重要。小儿久咳多由外感咳嗽或者内伤咳嗽迁延不愈,日久耗损脏腑,致脏腑功能失调而来。久咳最易伤及肺、脾、肾三脏,导致小儿肺阴受损、肺脾气虚、气阴两虚或者肾虚不纳气等。所以中医治疗上常以养阴润肺、益气健脾、补气养阴和温补肺肾为治法调治小儿久咳。切忌一味使用抗菌素或者清热解毒类药物攻伐小儿,相反中医补虚培元治法往往能起到迎刃而解的疗效,食疗就是其中一个很重要的中医辅助治疗手段。除此之外,患儿平素应饮食清淡,忌肥甘油腻;不吃或少吃辛辣香燥之物,如韭菜、洋葱、芥末、辣椒、胡椒等以及忌油煎、干炒、炙烤之品,以免耗气伤津、引发旧疾,对疾病康复更加不利。

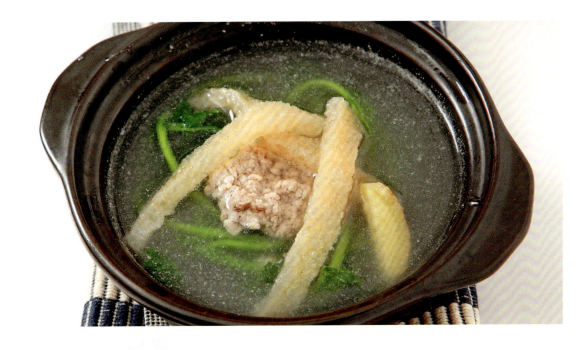

浮皮肉末滚西洋菜

材料

西洋菜400克

浮皮30克

猪瘦肉150克

生姜2片

做法

1．将浮皮浸泡1个小时，泡软之后再清洗一次，因为砂爆浮皮表面的砂子会影响口感。

2．之后将浮皮切条、瘦肉剁碎，再将浮皮条、瘦肉碎用豉油、花生油腌15分钟左右。

3．锅里加入清水1500毫升左右（约6碗水），煮沸之后，将浮皮条、瘦肉碎滚3分钟，汤底煮好后就可以放入西洋菜滚至熟。

4．调入适量食盐便可温服。

分量

适合3-4人食用。

功效

清燥润肺，益气养阴。

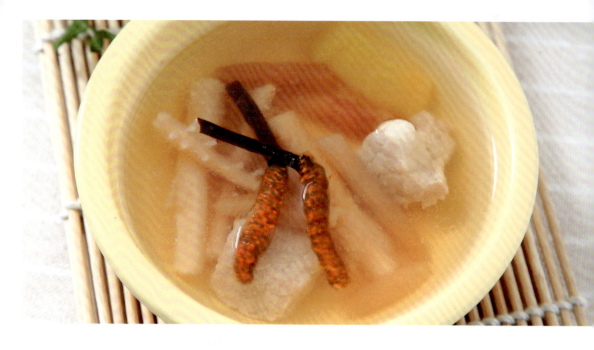

北沙参麦冬虫草炖瘦肉汤

材料

北沙参10克

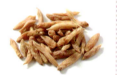
麦冬10克

虫草10克

猪瘦肉250克

生姜2片

做法

1．药材洗干净；猪瘦肉洗净，汆水后切成小方块。
2．所有材料共入炖盅，加入清水750毫升左右（约3碗水），隔水炖3小时后下盐温服。

分量

适合3-4人食用。

功效

滋阴润燥，补肺益肾。

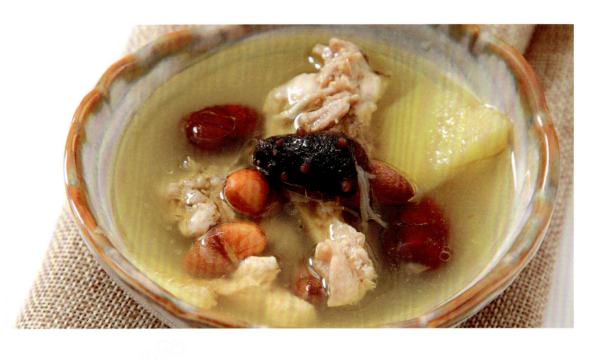

海参白果煲老母鸡汤

材料

干品海参30克　　白果30克

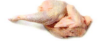

老母鸡250克　　红枣3颗

生姜2片

做法

1. 干品海参用水充分泡发后，切块；老母鸡洗净，切大块后余水；大枣去核。
2. 所有材料共入瓦煲，加入清水1500毫升左右（约6碗水），武火煮沸后改文火慢熬2小时。
3. 调入适量食盐便可温服。

分量

适合3-4人食用。

功效

补虚损，温肺脾，止痰喘。

消化系统疾病

小儿食积

现代社会的物质、生活水平不断提高，但在门诊中小儿食积、疳证等脾胃病却屡见不鲜。食积，中医又称积滞，是由饮食喂养不当，停积脾胃，运化失健引起的一种病证。以不思饮食、腹胀嗳腐、大便不调为特点。多见于婴幼儿，若积久不消，迁徙失治，可转化成疳。中医对小儿食积的治疗有明显优势。治疗小儿食积，实证以消食化滞为主；虚中夹实证治以消食健脾，消补并施。药食同源，日常通过食疗来治疗食积，小孩依从性好，且疗效确切，值得在家庭中推广应用。

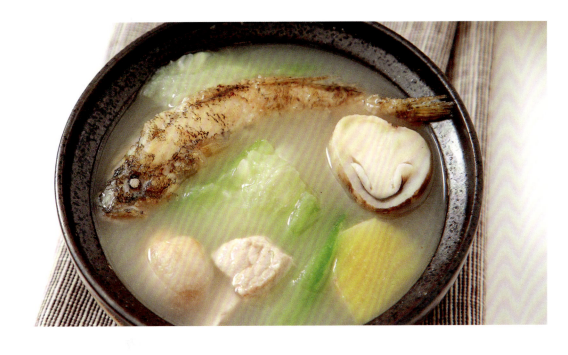

丝瓜草菇滚笋壳鱼汤

材料

丝瓜200克　　　鲜草菇100克

笋壳鱼400克　　猪瘦肉100克

生姜片3片

做法

1. 丝瓜去皮，切粗丝；草菇去蒂切片；生姜片切丝。
2. 笋壳鱼刮鳞、去肠肚、切大块（如果买的是小条笋壳鱼就不用切块，整条滚汤）；猪瘦肉切小片。
3. 锅内加入清水2000毫升左右（约8碗水）和姜丝煮沸，依次下猪瘦肉片、草菇片、笋壳鱼块和丝瓜丝，边滚边搅拌开。
4. 滚至刚熟后，下适量盐、花生油即可温服。

分量

适合4-5人食用。

功效

清热消滞，爽胃利肠。

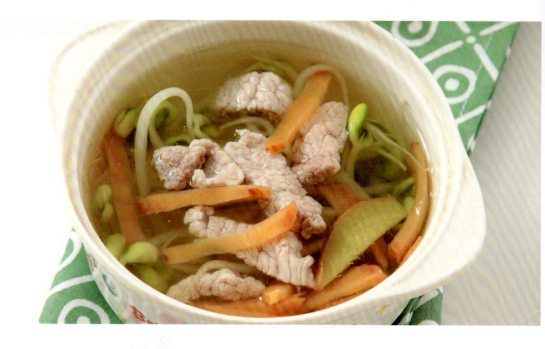

冲菜大豆芽滚瘦肉汤

材料

冲菜1片（切丝）

大豆芽菜250克

猪瘦肉150克

生姜3片

做法

1. 冲菜洗净；大豆芽菜洗净切去根，烧热锅烘炒片刻，去其腥味。
2. 猪瘦肉洗净，切薄片，用生粉、生抽、生油腌片刻。
3. 于油锅中加入清水1500毫升左右（约6碗水），武火烧沸，下生姜和冲菜片，稍滚片刻后下大豆芽菜，再用文火滚15分钟左右。
4. 下猪瘦肉片，用武火滚至熟，调入食盐即可温服。

功效

健胃消食，清热消积。

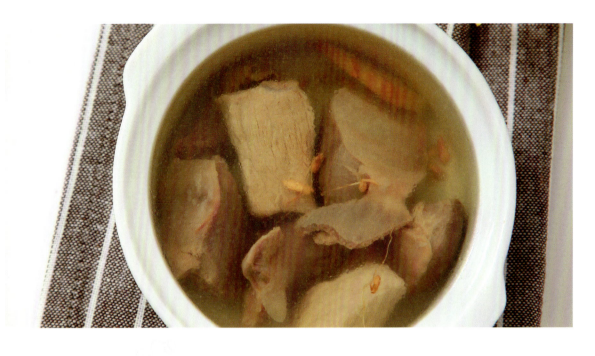

谷芽麦芽炖鸭肾汤

材料

鲜鸭肾2个

谷芽15克

麦芽15克

猪瘦肉100克

生姜2片

做法

1. 鲜鸭肾切开,洗净,保留鸭肾内皮(俗称鸭内金)。
2. 猪瘦肉洗净,汆水后切小方块。
3. 所有材料共入炖盅,加入清水1000毫升左右(约4碗水),之后隔水炖2小时。
4. 调入适量食盐便可温服。

分量

适合2-3人食用。

功效

健脾开胃,消食化滞。

厌食

小儿厌食症是指小儿较长时间见食不贪、食欲不振，甚或厌恶进食为主症的疾病，各年龄儿童均可发病，以学龄前儿童多见。患儿除食欲不振外，一般无其他不适症状。但如果厌食病程日久，长期迁延不愈，患儿又失于调治，脾胃虚弱，肌肤失养，则会使患儿发生营养不良、体质变差、体重减轻、抵抗力下降等，甚至还会影响小孩的正常体格和智力发育。中医认为，小儿厌食的病变脏腑主要在脾胃，病因虽多，其病机关键是脾失健运。中医治疗本病，即是以运脾开胃为基本法则，辅助家庭正确的调护亦有助于有效防治小儿厌食症。

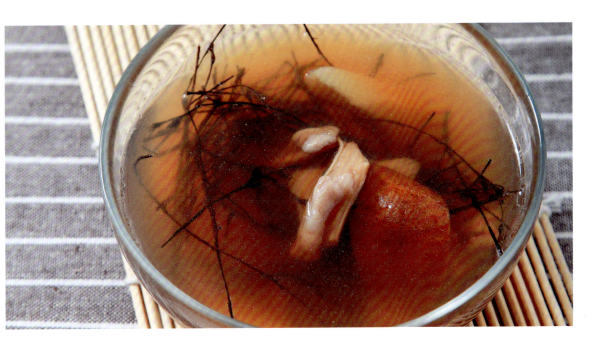

独脚金淮山煲猪肚汤

材料

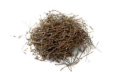
独脚金15克

淮山20克

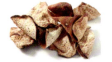
陈皮3克

猪肚150克

生姜2片

做法

1. 猪肚洗净，刮去白黏膜，翻转过来后用生粉反复揉擦，冲洗干净，之后汆水后切条。
2. 所有材料共入瓦煲内，加入清水1500毫升左右（约6碗水），先武火煮沸，之后改文火慢熬2小时。
3. 调入适量食盐便可温服。

分量

适合3-4人食用。

功效

健脾开胃，理气消积。

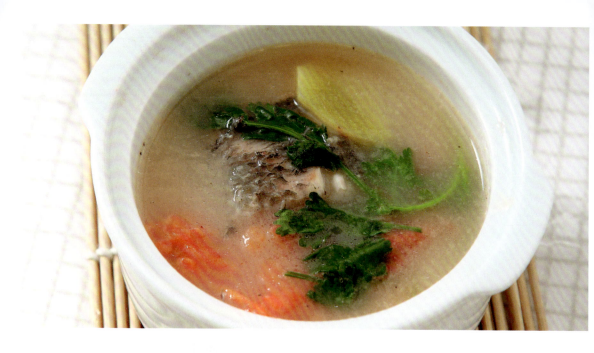

番茄滚山斑鱼汤

材料

 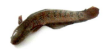

番茄2个（约150克） 山斑鱼1条（约400克）

生姜3片 芫荽适量

做法

1. 番茄洗净后切小块。
2. 山斑鱼去肠肚，宰洗干净；锅里倒入少许花生油，放入生姜片起油锅，之后放入山斑鱼，用中火煎至两面微黄。
3. 于锅中下清水1250毫升左右（约5碗水），武火烧沸后下番茄，稍滚片刻。
4. 放入调入适量食盐便可温服。

分量

适合2-3人食用。

功效

清润开胃，健脾益气。

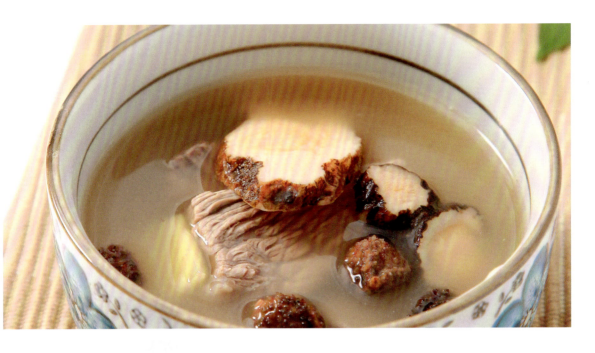

砂仁白术炖牛肉汁

材料

春砂仁5克

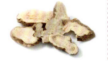
白术5克

牛肉200克

生姜2片

做法

1．牛肉洗净，切碎剁烂。
2．所有材料共入炖盅，加入清水750毫升左右（约3碗水），之后隔水炖1.5小时左右。
3．调入适量食盐便可温服。

分量

适合2-3人食用。

功效

理气开胃，健脾补虚。

口疮

口疮是小儿的常见病、多发病。其特征表现是舌、唇、齿龈、上腭等处发生溃疡，常伴局部热痛。中医认为小儿口疮多由脾胃积热、心火上炎及虚火上浮等因素所引起。根据小儿口疮的常见病因病机，采用相应的药膳汤水进行调治，常能取得满意效果。

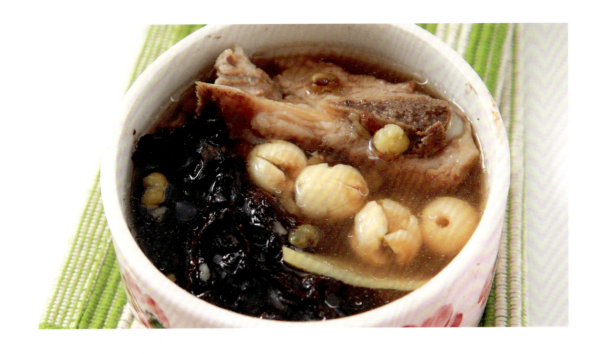

莲子莲蓬绿豆煲排骨汤

材料

鲜莲子（带芯）100克

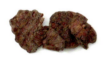
干莲蓬50克

绿豆50克

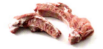
排骨200克

生姜2片

做法

1．绿豆先浸泡1晚；排骨斩段，汆水。

2．排骨、绿豆、莲蓬和生姜片共入瓦煲，加入清水1500毫升左右（约6碗水），先武火煮沸，再调文火慢熬40分钟。

3．之后放入鲜莲子，煮沸后改文火再慢熬20分钟。

4．调入适量食盐便可温服。

分量

适合3-4人食用。

功效

清心消暑，祛火解毒。

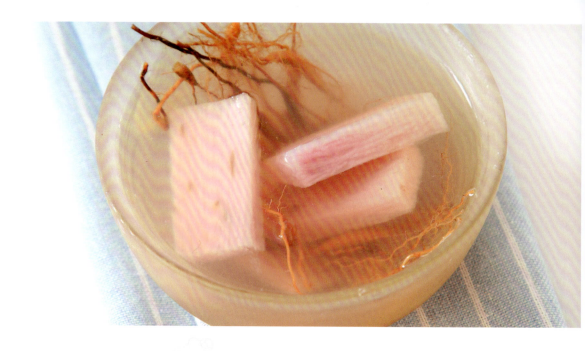

淡竹薯淮山炖冰糖

材料

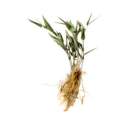

淡竹薯（取淡竹叶的根部）

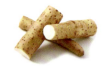

淮山100克

做法

1. 淡竹薯洗净；淮山去皮后切小块。
2. 所有材料共入炖盅，加入清水750毫升左右（约3碗水），之后隔水炖1.5小时左右。
3. 根据个人口味调入适量冰糖即可温服。

分量

适合2-3人食用。

功效

滋阴益气，清热降火。

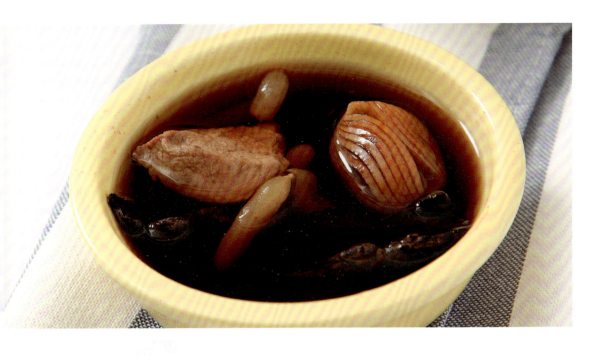

玄参麦冬煲瘦肉汤

材料

玄参15克

麦冬10克

蜜枣2颗

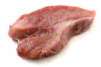
猪瘦肉200克

做法

1. 猪瘦肉氽水后切成小方块。
2. 所有材料共入瓦煲,加清水1000毫升左右(约4碗水),先武火煮沸,再调文火慢熬1小时。
3. 调入适量食盐便可温服。

分量

适合2-3人食用。

功效

滋养阴津,清降虚火。

急性胃肠炎

贪食、暴食或吃不洁变质食物等都是儿童患急性胃肠炎的危险因素和常见病因，而小儿出现的恶心呕吐及腹痛腹泻就是急性胃肠炎的常见主要症状了。由于呕吐和腹泻在胃肠道炎症情况下对人体是有保护作用的，所以不应过早给予小儿止泻药物。治疗上应审因辨证施治，并配合食疗，其效显著。食用容易消化的食物，如细面条、稀饭、馒头等，禁食生硬、辛辣食物，不宜喝牛奶和吃油腻、生冷食物。

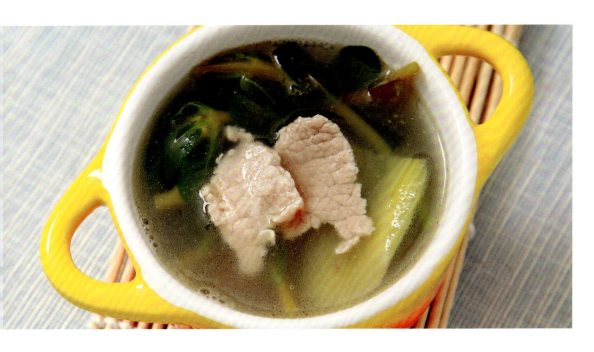

鲜马齿苋滚土猪肉汤

材料

鲜马齿苋300克

土猪瘦肉150克

生姜3片

做法

1. 鲜马齿苋洗净，晾干；土猪瘦肉切片，用少许花生油、生抽和生粉腌制15分钟左右。
2. 起油锅将土猪瘦肉片和生姜片稍稍炒一炒，之后加入清水1250毫升左右（约5碗水），煮沸后稍滚3分钟，放入鲜马齿苋滚至熟。
3. 调入适量食盐便可温服。

分量

适合2-3人食用。

功效

清热除湿，止泻治痢。

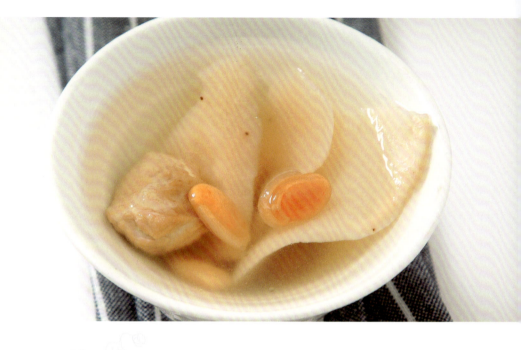

淮山炒扁豆煲猪瘦肉

材料

淮山50克

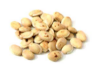

炒扁豆30克

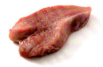

猪瘦肉300克

生姜2片

做法

1. 淮山、炒扁豆洗净，稍浸泡；猪瘦肉洗净，氽水后切大块。
2. 所有材料放进瓦煲内，加入清水约1500毫升（约6碗水），武火煲沸后，改文火煲2小时。
3. 调入适量食盐便可温服。其中的炒扁豆、猪瘦肉等可捞起拌入酱油佐餐用。

分量

适合3-4人食用。

功效

健脾运化，祛湿止泻。

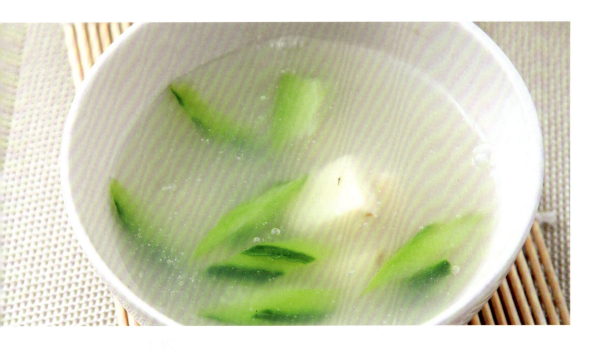

马蹄淮山丝瓜羹

材料

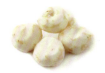

马蹄100克 鲜淮山150克

丝瓜1条（约200克）

做法

1. 马蹄去皮，洗净，切两半；鲜淮山切四方小粒；丝瓜去皮，切成丝；生粉加入少量矿泉水调成芡备用。
2. 在锅里加入清水1000毫升左右（约4碗水），先武火煮沸，之后放入马蹄、鲜淮山粒，边搅拌边煮3分钟，再放入丝瓜丝。
3. 兑入芡，在锅内搅拌均匀。
4. 调入适量食盐、花生油便可温服。

分量

适合3-4人食用。

功效

清热生津，健脾益胃。

疳证

疳证是由于喂养不当，或因多种慢性疾病影响，使脾胃受损，气液耗伤而导致全身虚弱羸瘦、面黄发枯等症候的儿科常见慢性病证。一般按病程长短和严重程度将本病证分为疳气、疳积和干疳三类。本病起病缓慢，病程愈长，病情亦随之加重，会严重影响小儿日后的正常生长发育，需引起父母的足够重视。脾胃失调是形成疳证的主要原因，所以治疗上必须处处顾护脾胃为本。患儿病久气血虚衰，诸脏失养，易累及其他脏腑功能。治疗上，在中医辨证论治的基础上，加强食疗调养有助于患儿早日康复。

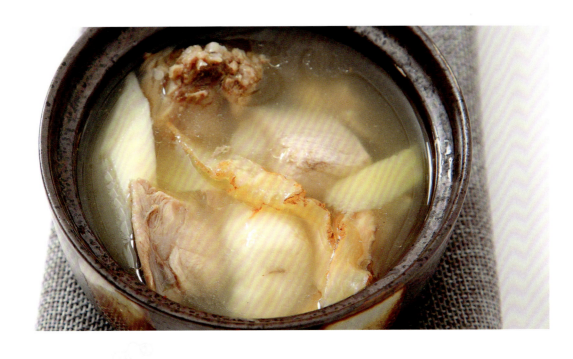

玉竹马蹄淮山煲鸡壳汤

材料

玉竹30克

马蹄8个

鲜淮山250克

鸡壳1个

猪瘦肉150克

生姜2片

做法

1. 马蹄去皮切两半；鲜淮山去皮切块；猪瘦肉切块后和鸡壳一起汆水备用。
2. 所有材料共入瓦煲，加入清水2000毫升左右（约8碗水），煮沸后改文火慢煲1.5小时。
3. 调入适量食盐便可温服。

分量

适合3-4人食用。

功效

健脾益胃，壮骨助长。

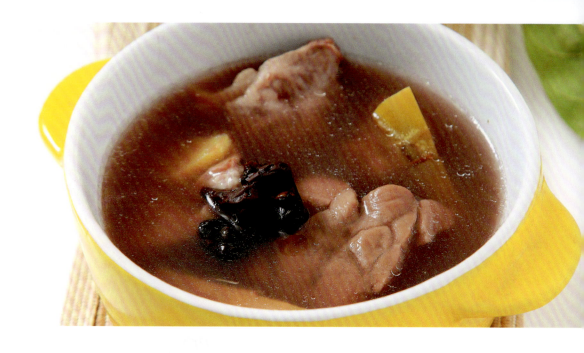

枳椇子甘蔗煲猪心猪肺汤

材料

枳椇子30克

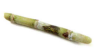
甘蔗500克

猪心150克

猪肺100克

生姜2片

做法

1. 各物洗净。甘蔗切小段,猪心、猪肺洗净,汆水后切小块。
2. 所有材料一起下瓦煲,加入清水2000毫升左右(约8碗水),武火煮沸后调文火煲约1小时。
3. 调入适量食盐便可温服。

分量

适合2-3人食用,每人每日可饮用2次本汤饮。

功效

补中益气,生津润燥,补肺养血。

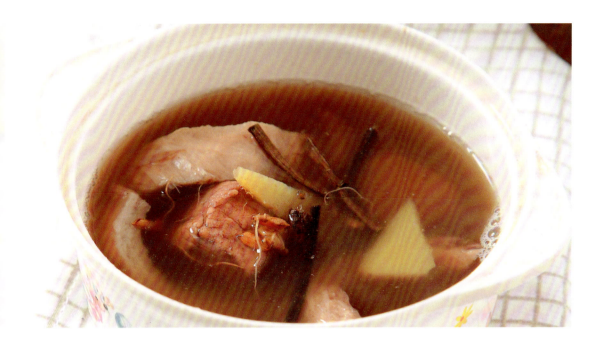

鸡屎藤根谷芽煲猪小肚汤

材料

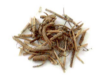
鸡屎藤根15克

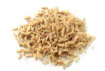
谷芽15克

猪小肚200克

猪瘦肉100克

生姜2片

做法

1. 各物洗净。猪小肚用盐或生粉搓洗干净,之后氽水,切成小块状;猪瘦肉洗净,氽水后切块。
2. 所有材料一起下瓦煲,加入清水1250毫升左右(约5碗水),先武火滚沸,之后改文火煲1.5小时。
3. 调入适量食盐便可温服。

分量

适合2-3人食用。

功效

健脾除湿,消食导滞。

泌尿系统疾病

泌尿道感染

泌尿道感染是儿童时期较为常见的感染性疾病，一年四季皆可发生，女孩发病率高于男孩。小儿患此病的临床表现多样，且轻重不一。典型的常有尿频、尿急、尿痛或者腰腹痛，还可合并发热。不会说话的婴幼儿常以排尿时哭闹和每次尿量少为主要表现。不典型的患儿甚至没有尿路刺激的症状，仅仅反复发热。中医称本病为"淋证"，认为其发生主要由于湿热蕴结于人体下焦，影响肾和膀胱的气化有关。治疗的关键在于清热、利湿和通淋。饮食疗法治疗泌尿系统感染安全、有效，同时避免了反复使用抗生素对人体造成的危害。这一点对生长发育期的儿童非常重要，也易于被患儿家长所接受。

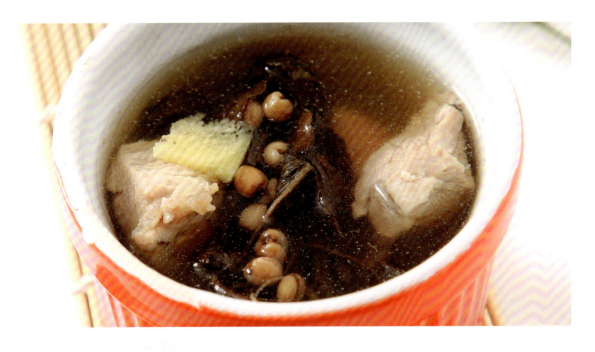

地胆头薏米煲猪腱子肉汤

材料

地胆头30克

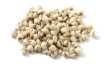
薏苡仁30克

猪腱子肉300克

生姜2片

做法

1. 地胆头和薏苡仁洗净；猪腱子肉洗净，氽水后切大块。
2. 所有材料一起下瓦煲，加清水1500毫升左右（约6碗水），武火滚沸后改文火煲1.5小时。
3. 调入适量食盐便可温服。

分量

适合2-3人食用。一日可饮用2-3次。

功效

清热解毒，利尿祛湿。

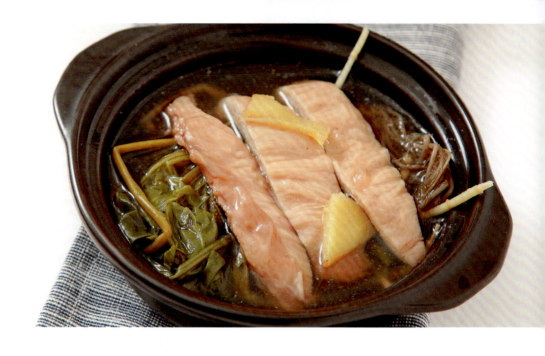

车前草茅根煲猪小肚汤

材料

鲜车前草100克
（或者干品30克）

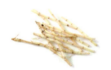
鲜白茅根100克
（或者干品40克）

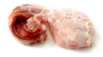
猪小肚200克

姜3片

做法

1．车前草和白茅根洗净，切段；猪小肚用生粉反复揉搓洗净，随后再用食盐涂擦，清水冲净后汆水，切成小块。
2．所有材料放进瓦煲内，加入清水1500毫升左右（约6碗水），先武火煲沸，之后改文火再煲约1.5小时。
3．调入适量食盐便可温服。猪小肚亦可捞起佐餐用。

分量

适合2-3人食用。每人每日可饮用2-3次。

功效

利湿清热，利尿通淋。

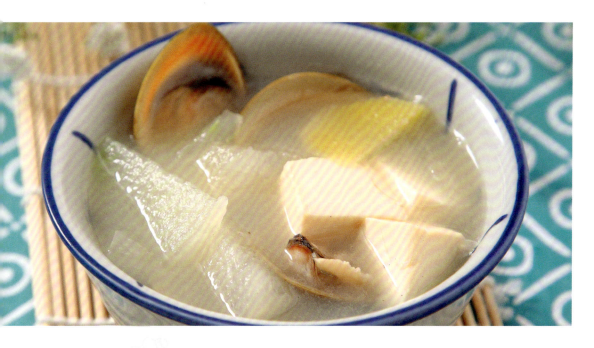

黄沙蚬豆腐滚冬瓜片汤

材料

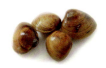
黄沙蚬400克

豆腐1块

冬瓜400克

生姜3片

做法

1．黄沙蚬洗净，下锅里汆水，去壳留蚬肉备用；豆腐切小块；冬瓜去皮，切薄片。
2．先起油锅，倒入黄沙蚬肉和生姜片翻炒片刻，加入清水1250毫升左右（约5碗水）煮沸，之后依次加入冬瓜片、豆腐块滚至熟。
3．调入适量食盐便可温服。

分量

适合2-3人食用。

功效

益气清热，利水解毒。

急性肾炎

小儿急性肾炎又称小儿急性肾小球肾炎,是一种全身性变态反应性疾病,以身体水肿、高血压、尿血或少尿为主要临床表现,致病菌以链球菌多见。近年来,该病在儿科中发病率较高。小儿急性肾炎属于中医"阳水""风水""血证"范畴,属于热证和实证居多。中医在本病急性期的治疗多以清热解毒、宣肺利水、凉血止血为治法。小儿急性肾炎的饮食注意是保证患儿康复的重要事项,也是治疗过程中一个长期需要关注的问题。肾炎患儿要注意不要过多摄入食盐和吃高蛋白的食物。每天宜根据患儿的体重进行配餐。对患儿的饮食一定要科学合理,不能因为小孩想吃什么就给他吃什么。儿童患肾炎之后除了科学规范的诊治之外,合理的饮食辅助治疗也非常重要,有时候正确的食疗常直接决定治疗效果。

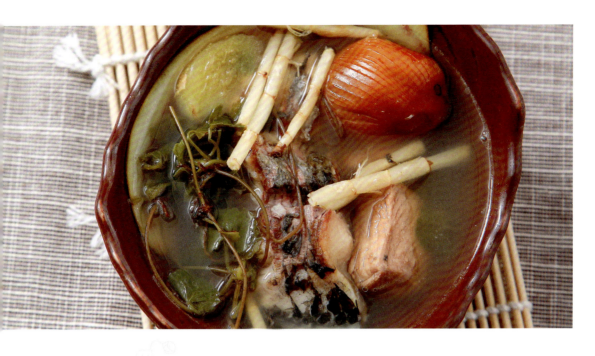

崩大碗白茅根煲鲫鱼汤

材料

鲜崩大碗100克

鲜白茅根30克

鲫鱼1条

猪瘦肉150克

蜜枣2个

生姜3片

做法

1. 各物洗净；鲫鱼宰洗净，煎至微黄，溅入少许清水；蜜枣去核。
2. 所有材料一起下瓦煲，加入清水2000毫升左右（约8碗水），先武火煮沸后改文火慢煲1小时。
3. 调入少许食盐或不放盐服用。

分量

适合3-4人食用。

功效

清热解毒，利水消肿。

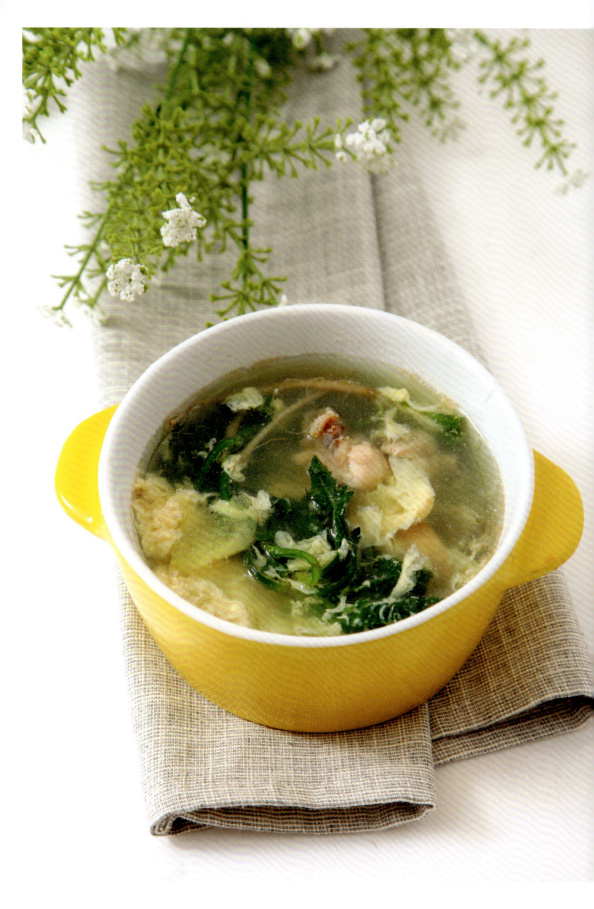

荠菜蛋花鸡汤

材料

荠菜150克

鸡蛋2个

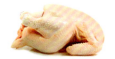

光鸡半只

生姜3片

做法

1. 荠菜洗净后切段；鸡蛋磕入碗内搅拌成蛋液；光鸡洗净，斩大块后汆水。
2. 先把光鸡和生姜片放入瓦煲内，加入清水1500毫升左右（约6碗水），武火煮沸后改文火慢熬1小时。
3. 捞出光鸡，保留鸡汤煮沸，之后加入荠菜段，将蛋液均匀浇入，滚至熟。
4. 调入少许食盐、花生油或不放盐服用。

分量

适合2-3人食用。

功效

清热凉血，益胃利尿。

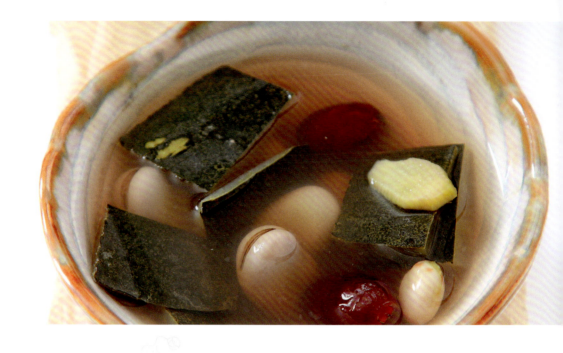

鲜蚕豆冬瓜皮汤

材料

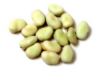
鲜蚕豆50克

冬瓜皮50克

生姜2片

红枣3颗

注：G6PD缺乏症或者蚕豆过敏的患儿要将鲜蚕豆更换成赤小豆。

做法

1. 各物分别洗净，冬瓜皮稍浸软；红枣去核。
2. 所有材料共入瓦煲内，加入清水750毫升左右（约3碗水），武火滚沸后改文火煲50分钟左右。
3. 不放盐服用。

分量

适合1-2人食用。辅助治疗时每人每日分2-3次服用。

功效

健脾祛湿，利水消肿。

肾病综合征

小儿肾病综合征是一种常见的儿科肾脏疾病，是由于多种病因造成肾小球基底膜通透性增高，大量蛋白从尿中丢失的临床综合征。主要特点是大量蛋白尿、低白蛋白血症、严重水肿和高胆固醇血症。本病属于中医学"水肿""尿浊""虚劳""癃闭"等范畴，病位在肺、脾、肾三脏，尤以脾肾为关键。肾病综合征患儿在日常生活饮食中要忌盐、低钠，给予适量的动物优质蛋白。进食蛋白量的多少，以流失的蛋白量来定，使进出平衡即可。可适当食用一些有调血脂、降血压作用的食物，多食些新鲜蔬菜水果。本病必须配合合理的饮食调理和饮食注意宜忌才能更好地促进患者早日康复。现介绍几种药膳食疗方供肾病小儿选择性食疗之用。

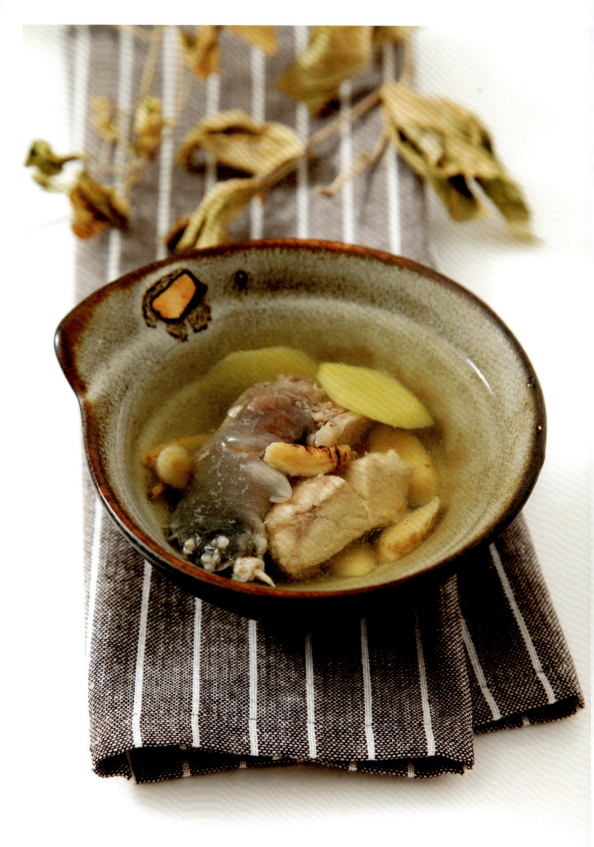

生北芪炖水鱼汤

材料

生北芪30克

水鱼（即鳖）1只（约400克）

猪瘦肉100克

生姜3片

做法

1. 水鱼宰洗干净，斩大块后氽水；猪瘦肉洗净，氽水后切小块；
2. 所有材料一起放入炖盅内，加入清水1000毫升左右（约4碗水），隔水炖3小时。
3. 调入少许食盐或不放盐服用。

分量

适合2-3人食用。

功效

益气健脾，消肿利水，减轻蛋白尿。

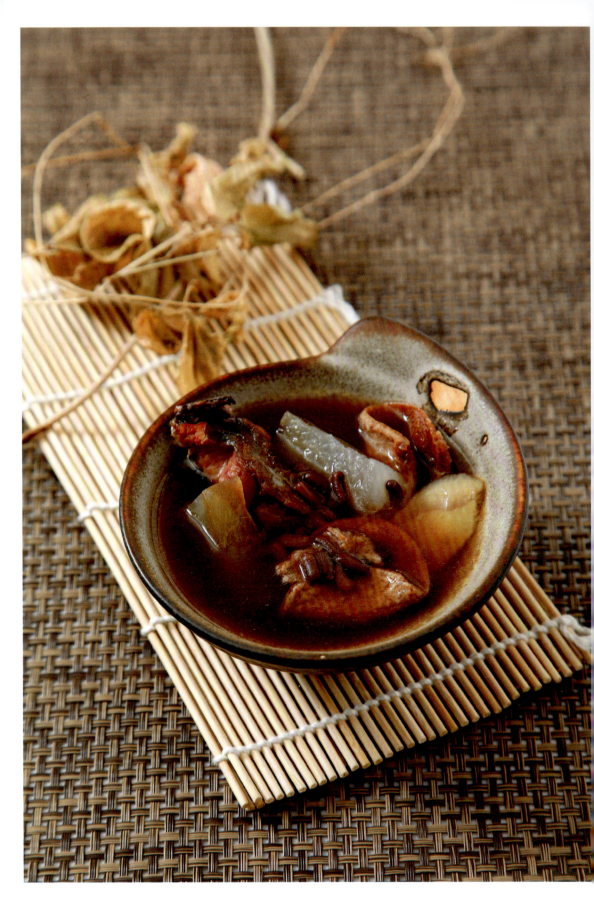

赤小豆鲤鱼煲冬瓜汤

材料

赤小豆30克

鲤鱼1条
（约500克）

冬瓜600克

陈皮3克

生姜2片

做法

1．赤小豆隔夜浸泡；冬瓜洗净，连皮切大块；鲤鱼宰洗干净，保留鱼鳞，起油锅煎至鱼身两面微黄，溅入少许清水煮沸备用。
2．将赤小豆、冬瓜、陈皮和生姜片一起放入瓦煲内，加入清水1500毫升左右（约6碗水），先武火煮沸，再改文火慢熬1小时。
3．将煎好的鲤鱼连汤汁一起倒入瓦煲内再煲半小时。
4．调入少许食盐或不放盐服用。

分量

适合2-3人食用。辅助治疗时每人每日分2-3次服用。

功效

利水消肿，清热解毒。

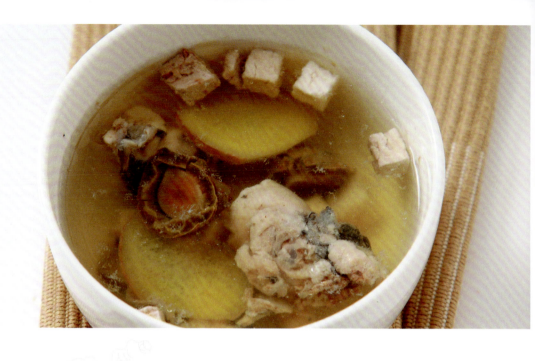

田七片茯苓煲田鸡汤

材料

田七片10克

茯苓30克

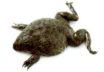
田鸡300克

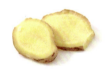
生姜2片

做法

1. 田鸡宰洗干净，去皮、头和爪。
2. 所有材料一起放入瓦煲内，加入清水1250毫升左右（约5碗水），先武火煮沸，再改文火慢熬1.5小时左右。
3. 调入少许食盐或不放盐服用。

分量

适合2-3人食用。

功效

益气活血，补虚渗湿，减轻蛋白尿。

遗尿

遗尿俗称尿床，是小儿睡中小便自遗，醒后方觉的一种疾病。超过三岁，特别是五岁以上的幼童，不能自主控制排尿，熟睡时经常遗尿，轻者数夜一次，重者可一夜数次，则为病态。日常人体小便正常的排泄，有赖于膀胱和三焦的气化功能，而三焦的气化又与肺、脾、肾等脏有密切关系。小儿脏腑功能的失调，如下元虚寒、肺脾气虚、肝经湿热等均会造成膀胱不能约束而小便自遗。治疗和调理宜分别以温补肾阳、益气健脾、固涩缩尿、清热疏肝等为治法。这里着重介绍一下遗尿的食疗辅助疗法。

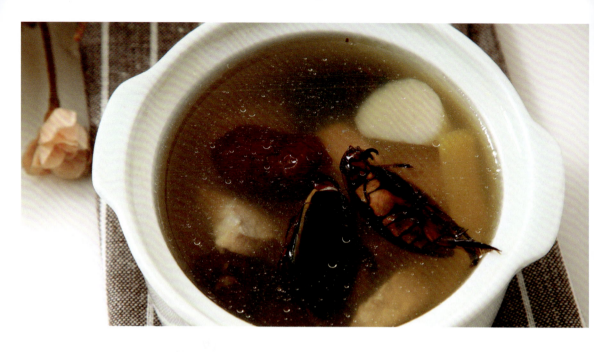

淮山龙虱煲猪瘦肉汤

材料

龙虱10克

淮山30克

红枣3个

猪瘦肉200克

生姜2片

做法

1. 龙虱用开水烫后洗净，起油锅炒至微黄；淮山、红枣洗净，红枣去核；猪瘦肉洗净，汆水后切大块。
2. 所有材料一起放进瓦煲内，加入清水1500毫升左右（约6碗水），武火煲沸后，改为文火煲1.5小时。
3. 调入适量食盐便可温服。

分量

适合3-4人食用。

功效

补肾缩尿，益气健脾。

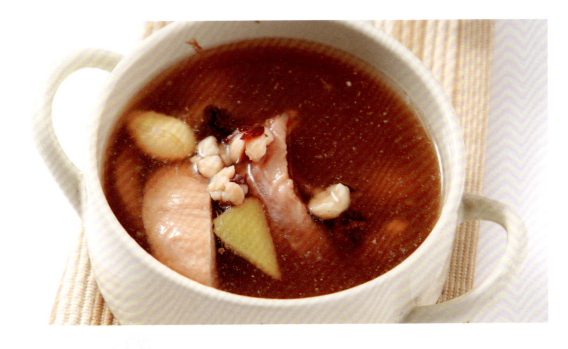

白果芡实覆盆子煲猪小肚汤

材料

白果6个　　芡实30克

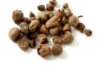

覆盆子10克　　猪小肚1个

生姜3片

做法

1. 覆盆子洗净；白果炒熟，去壳。
2. 猪小肚用生粉反复揉搓洗净，随后再用食盐涂擦，清水冲净后汆水，切成小块。
3. 所有材料放进瓦煲内，加入清水1500毫升左右（约6碗水），先武火煲沸，之后改文火再煲约1.5小时。
4. 调入适量食盐便可温服。猪小肚亦可捞起佐餐用。

分量

适合2-3人食用。

功效

补肺脾肾，治遗溺。

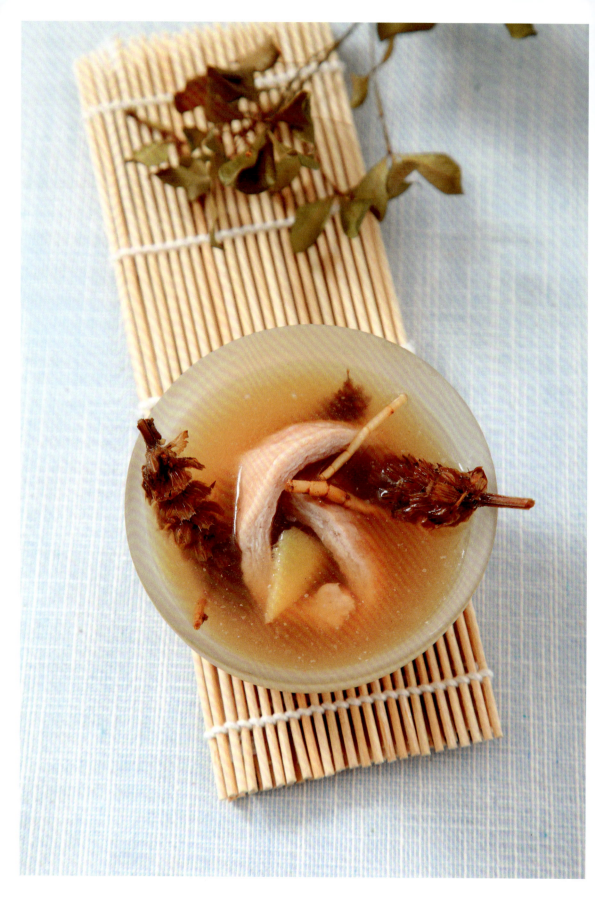

夏枯草茅根煲猪小肚汤

材料

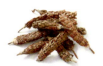

夏枯草15克

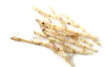

白茅根30克

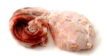

猪小肚1个

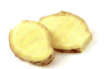

生姜2片

做法

1. 夏枯草和白茅根装入汤料包，扎好袋口。
2. 猪小肚用生粉反复揉搓洗净，随后再用食盐涂擦，清水冲净后汆水，切成小块状。
3. 所有材料放进瓦煲内，加入清水1500毫升左右（约6碗水），先武火煲沸，之后改文火再煲约1.5小时。
4. 调入适量食盐便可温服。猪小肚亦可捞起佐餐用。

分量

适合2-3人食用。

功效

清肝泻火，祛湿止遗。

尿频

尿频是小儿常见的一种泌尿系疾病，以尿频、尿急为特征，一般女孩发病率高于男孩。小儿尿频在临证中根据病程长短可分为急性和慢性两类。发病急者多属新病，邪实为主，治疗重在清利湿热，辅助多食用新鲜蔬菜水果和多喝水，忌多食辛辣、刺激和燥热食品；病程长者，病情迁延，易出现脾肾气虚证候，调治当标本兼顾，建议多进食健脾补肾、固摄缩尿的食材，忌吃生冷、寒凉之物，以免加重脾虚证。

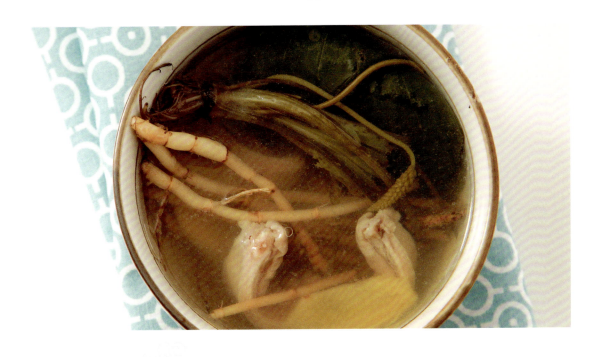

鲜茅根车前草煲猪小肚汤

材料

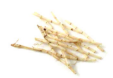

新鲜白茅根50克

新鲜车前草50克

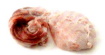

猪小肚2个

生姜3片

做法

1. 新鲜白茅根和车前草洗净、切段；猪小肚用生粉反复揉搓洗净，随后再用食盐涂擦，清水冲净后余水，切成小块。
2. 所有材料放进瓦煲内，加入清水2000毫升（约8碗水），先武火煲沸，之后改文火再煲约1.5小时。
3. 调入适量食盐便可温服。猪小肚亦可捞起佐餐用。

分量

适合3-4人食用。

功效

清利湿热，利水通淋。

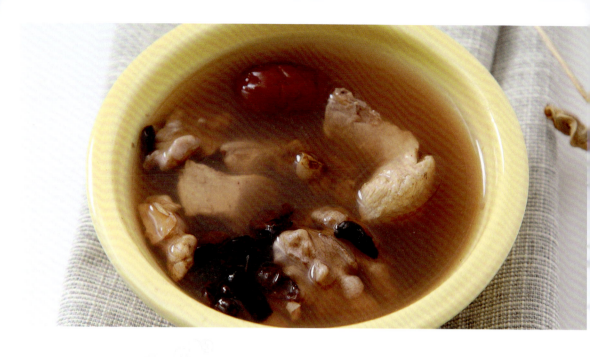

山萸肉核桃炖兔肉汤

材料

山萸肉10克

核桃30克

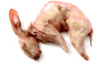
兔肉200克

红枣3颗

生姜2片

做法

1. 兔肉洗净后切块，之后汆水备用。
2. 所有材料共入炖盅内，加入清水750毫升左右（约3碗水），之后隔水炖2小时。
3. 调入适量食盐便可温服。

分量

适合2-3人食用。

功效

益气补肾，固涩缩尿。

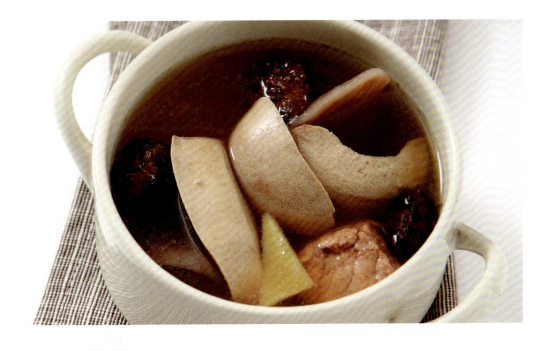

桑螵蛸淮山煲猪腰汤

材料

桑螵蛸10克　　淮山30克

猪腰1个　　猪瘦肉100克

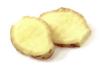

生姜2片

做法

1．猪腰洗净，剖开，切去白色筋膜后切花状，然后下锅汆水备用。
2．所有材料共入瓦煲，加入清水1500毫升左右（约6碗水），先武火煮沸，之后改文火慢熬1.5小时。
3．调入适量食盐便可温服。

分量

适合2-3人食用。

功效

补肾温阳，健脾固涩。

传染性疾病

麻疹

小儿麻疹是冬末春初易发的一种传染病,也是儿童时期发病率较高且又易传染的一种急性传染病。它由小儿麻疹病毒引起,其症状特征是上呼吸道炎症病变,口腔黏膜上出现小儿麻疹黏膜斑,多伴有发热和出疹。这种疾病的潜伏期是7-14天。小儿麻疹发生并发症的几率很高,可并发肺炎。患儿父母要做好小儿麻疹期间的饮食调护,这对患儿麻疹的康复非常重要。患儿发热期间给予清淡易消化的饮食,如果汁、豆浆、蒸蛋等,建议常更换食物品种并少量多餐,以增加患儿食欲,利于消化吸收。多喂白开水及辅助治疗汤饮,利于患儿身体排毒、退热和透疹。恢复期时应添加高蛋白、高维生素的食物。

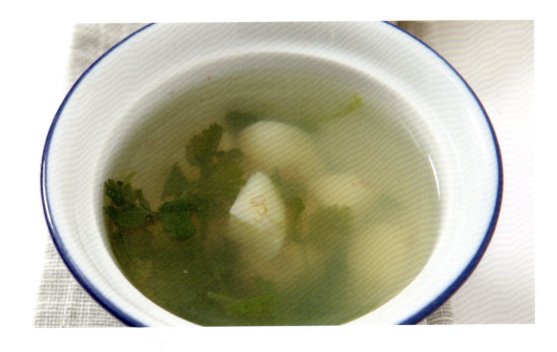

芫荽马蹄水

材料

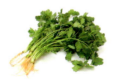

芫荽30克

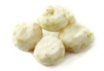

马蹄250克

做法

1. 芫荽洗净，切小段；马蹄去皮后洗净，"十"字切开。
2. 马蹄放入瓦煲内，加入清水1000毫升左右（约4碗水），武火煮沸后改文火慢熬40分钟左右，再加入芫荽段，滚10分钟左右即可。
3. 调入适量食盐或不放盐温服。

分量

适合1-2人食用，可于1日内多次进饮。

功效

解毒清热，透发麻疹。

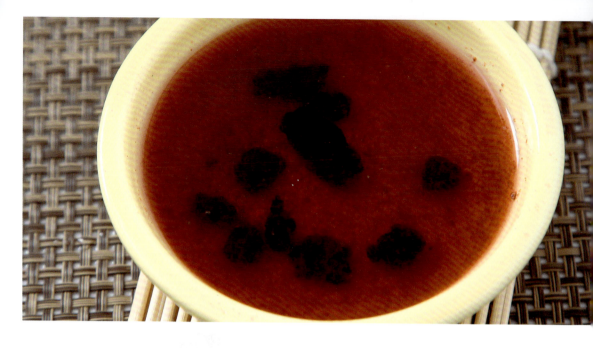

紫草茸甜汤

材料

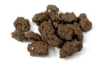

紫草茸5克

做法

1．紫草茸放入瓦煲内，加入清水500毫升左右（约2碗水），武火煮沸后改文火慢熬1小时左右。
2．加入适量白砂糖调味，去渣饮汤。

分量

适合1-2人食用。

功效

清热凉血，透疹解毒。

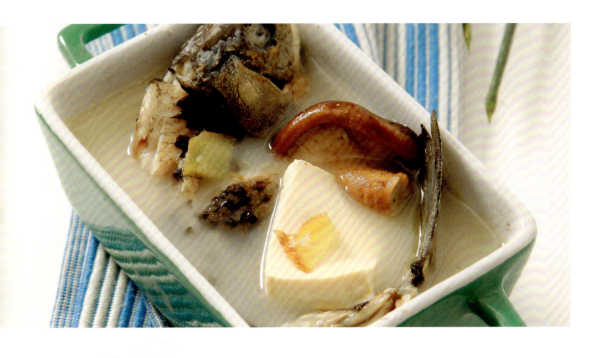

鲜蘑菇豆腐煲鲫鱼汤

材料

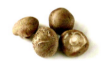
鲜蘑菇20克

豆腐100克

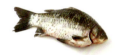
鲫鱼1条

生姜3片

做法

1．蘑菇洗净，置沸水中稍滚片刻，再洗净（即"氽水"），再"十"字切开。
2．鲫鱼宰洗干净，放入锅里煎至鱼身两面微黄，然后溅入少许清水煮沸。
3．鱼和姜先下瓦煲内，加入清水1500毫升左右（约6碗水），武火滚沸后改文火煲约半小时，之后下蘑菇和豆腐续煲约半小时。
4．不下盐温服。

分量

适合3-4人食用。

功效

利水清热，健脾补益。

水痘

水痘以其形态如豆,色泽明净如水泡,故名。中医认为其是由于外感时行邪毒引起的急性传染病。临床上以发热,皮肤分批出现丘疹、疱疹、结痂为其特征。本病一年四季皆可发生,但多见于冬春两季。儿童时期任何年龄段皆可发病,以1-4岁最为多见。水痘的传染性强,容易引起小区域的流行,一般预后好,患儿愈后可获终身免疫。发病期间,患儿宜给予易消化及食性属凉的饮食,多食新鲜的水果和蔬菜,以补充体内的维生素。疾病初期禁食发物,如芫荽、酒酿、大葱、羊肉、雄鸡肉、海虾、螃蟹等。忌食辛辣之品,以免助火生痰,使热病更为严重,还要禁用补药和热药,如人参、鹿茸、附子、茴香、肉桂等。

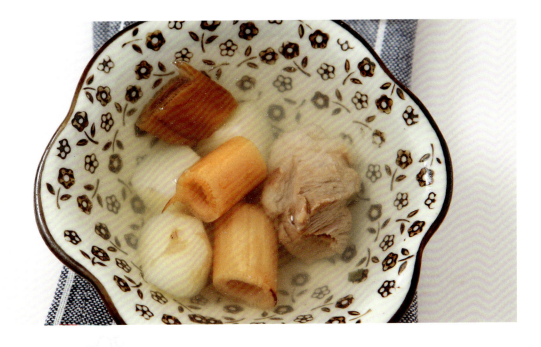

马蹄芦根煲瘦肉汤

材料

马蹄200克

干品芦根50克

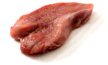
猪瘦肉200克

做法

1．芦根洗净后装入汤料包，扎好袋口；马蹄去皮后切块；猪瘦肉洗净，汆水后切大块。
2．所有材料共入瓦煲，加入清水1500毫升左右（约6碗水），先武火煮沸，之后改文火慢熬1.5小时。
3．调入适量食盐便可温服。

分量

适合2-3人食用。

功效

清气透热，生津止渴。

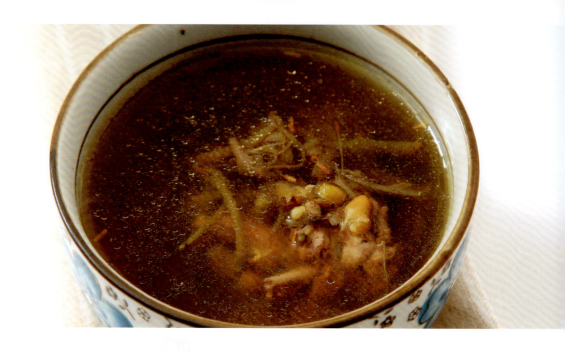

金银花绿豆煲老鸽汤

材料

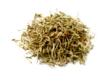
金银花20克

绿豆100克

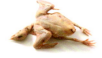
老鸽1只

猪瘦肉100克

生姜1片

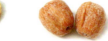
蜜枣2颗

做法

1. 绿豆浸泡一夜，老鸽宰杀干净，瘦肉切小方粒。
2. 绿豆、老鸽、猪瘦肉粒和生姜片、蜜枣一起放入瓦煲，加入清水2000毫升左右（约8碗水），先武火滚沸，再改文火慢熬1.5小时，之后再放入金银花，慢滚15-20分钟。
3. 调入适量食盐便可温服。

分量

适合3-4人食用。

功效

疏风清热，解毒除痘。

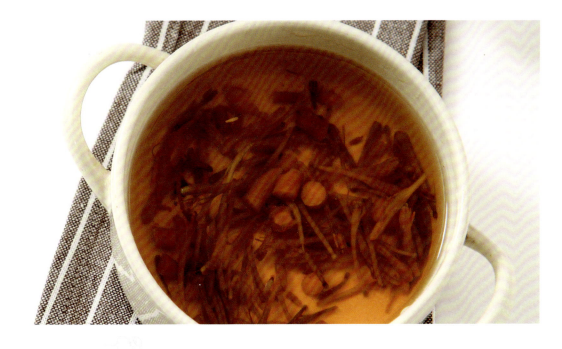

板蓝根银花冰糖饮

材料

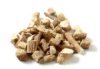

板蓝根20克

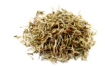

金银花20克

甘草5克

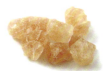

冰糖适量

做法

1. 材料一起放入瓦煲内，加入清水750毫升左右（约3碗水），武火滚沸后，改文火慢熬半小时左右。
2. 根据个人口味下适量冰糖即可温服。

分量

适合1-2人食用。每人每日2-3次分服。

功效

清热，凉血，解毒。

痄腮（流行性腮腺炎）

流行性腮腺炎属中医"痄腮"范畴，民间俗称"猪头肥"。本病好发于冬春季节，发病年龄段尤以5-9岁小儿发病居多，且多有传染性。中医认为，此病多因外感风温邪毒，从口鼻而入，壅阻少阳经脉，郁而不散，蕴结腮部所致，治疗多从疏风清热、消肿止痛入手。轻症者在局部用药外敷的同时配合食疗调治，重症患儿要及时到医院就医，辨证用药。本病如果治疗得当，一般预后较好，年龄大的儿童可并发少头痛、少腹痛和睾丸肿痛等病症，需注意观察。

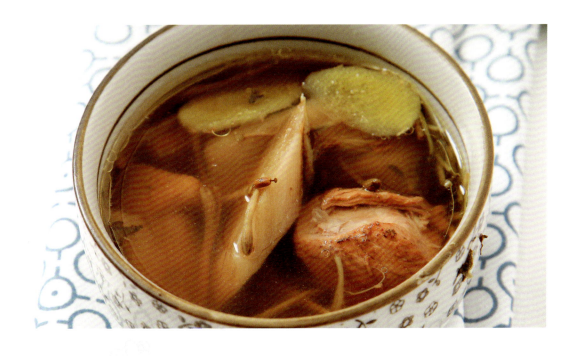

银花牛蒡煲猪瘦肉汤

材料

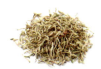
金银花30克

鲜牛蒡根100克

猪瘦肉200克

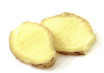
生姜2片

做法

1. 牛蒡根洗净，去皮，切成块状；猪瘦肉洗净，氽水后切大块状。
2. 所有材料共入瓦煲内，加清水1500毫升左右（约6碗水），武火煮沸后改文火慢熬1小时。
3. 调入适量食盐便可温服。

分量

适合3-4人食用。

功效

疏风清热，解毒消肿。

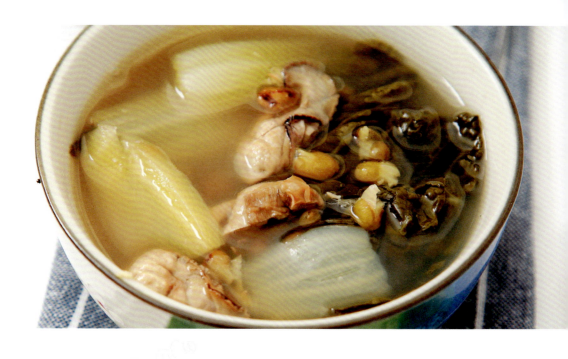

绿豆蚝豉炖奶白菜汤

材料

绿豆25克

蚝豉20克

奶白菜200

生姜2片

做法

1. 绿豆稍浸泡1小时；蚝豉洗净，切片；奶白菜洗净，对半切开。
2. 所有材料共入炖盅，加入清水750毫升左右（约3碗水），隔水炖2小时左右。
3. 调入适量食盐便可温服。

分量

适合2-3人食用。

功效

清热降火，消肿利尿。

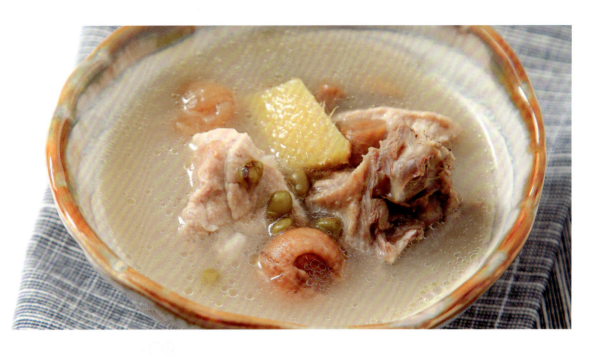

板蓝根绿豆煲水鸭汤

材料

板蓝根20克

绿豆50克

水鸭300克

猪瘦肉100克

龙眼肉15克

生姜2片

做法

1. 绿豆稍浸泡1小时；水鸭洗净，氽水后斩大块；猪瘦肉洗净，氽水后切大块。
2. 所有材料共入瓦煲内，加清水1750毫升左右（约7碗水），武火煮沸后改文火慢熬2小时。
3. 调入适量食盐便可温服。

分量

适合3-4人食用。

功效

清热解毒，凉血利咽。

手足口病

手足口病是由肠道病毒引起的常见儿童传染病，小儿以感染柯萨奇病毒最常见。本病以婴幼儿发病为主，特别是4岁以下的宝宝容易得病。每年夏秋之交都有发病，9月是高峰期。典型的起病过程是小儿先出现中等热度发热（体温在39℃以下），进而出现咽痛，手、足、口腔等部位的皮疹或疱疹为主要特征。小儿常常由于口腔疼痛而出现流涎和拒食现象。全病程约5-10天，多数可自愈，预后良好。从其证候特征分析，本病属于中医的"湿温"范畴。发热期宜疏风清热，祛湿解毒；热退后清解余邪，祛湿养阴；恢复后期注意益气养阴，健脾祛湿。

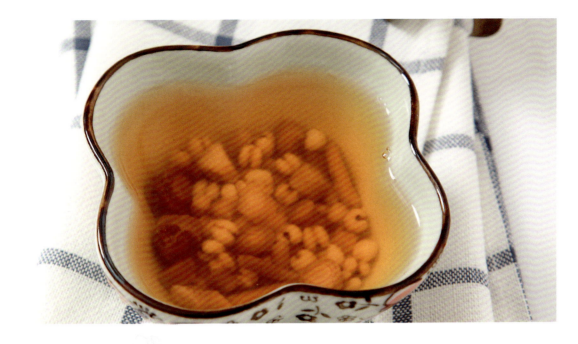

板蓝根薏米冰糖饮

材料

板蓝根15克

薏苡仁30克

做法

1．板蓝根和薏苡仁共入瓦煲内，加入清水500毫升左右（约2碗水），先武火煮沸，之后改文火慢熬1小时。
2．下适量冰糖冲兑即可当茶水饮用。

分量

适合1-2人食用。1日可分2次饮用。

功效

清热祛湿，凉血解毒。

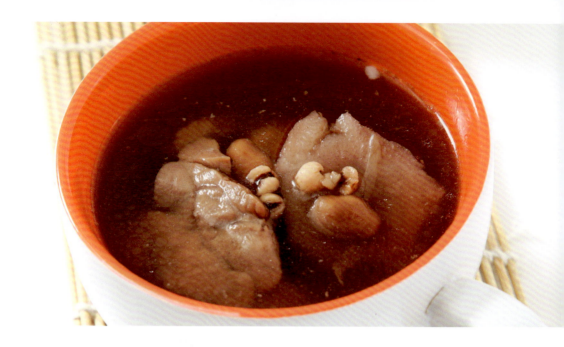

粉葛扁豆薏米煲猪肺汤

材料

粉葛300克

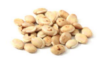
炒白扁豆30克

薏苡仁30克

猪肺1/4个

生姜2片

蜜枣1颗

做法

1. 粉葛洗净，去皮后切薄块状；炒白扁豆和薏苡仁稍浸泡1小时。
2. 将连着猪肺的喉管套在水龙头上，一边灌水一边轻拍猪肺，用力搓，并倒去肺中污水，反复搓洗数次，之后晾干水，不下油用铁锅慢火将猪肺炒干，切片备用。
3. 所有材料共入瓦煲内，加入清水2000毫升左右（约8碗水），先武火煮沸，之后改文火慢熬2小时。
4. 调入适量食盐便可温服。

分量

适合3-4人食用。

功效

清热生津，解肌祛湿。

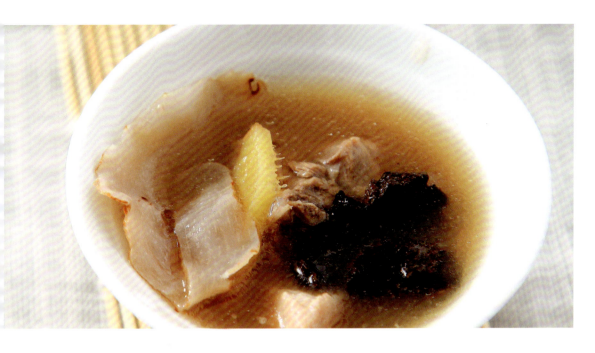

玄参玉竹炖水鸭汤

材料

玄参10克

玉竹20克

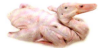
水鸭150克

猪瘦肉50克

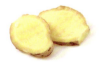
生姜2片

做法

1. 水鸭洗净，氽水后斩块；猪瘦肉洗净，氽水后切小块。
2. 所有材料共入炖盅，加入清水750毫升左右（约3碗水），隔水炖2小时左右。
3. 调入适量食盐便可温服。

分量

适合2-3人食用。

功效

益气养阴，清热生津。

流行性脑脊髓膜炎

流行性脑脊髓膜炎简称流脑,是一种由脑膜炎双球菌引起的急性呼吸道传染病。主要临床表现为发病急,突然高热、头痛、呕吐,皮肤粘膜出现瘀点、瘀斑,颈强直等脑膜刺激征。此病每年冬春季发病率高,3-4月份是发病的高峰期。多见于14岁以下的儿童发病,特别是6个月至2周岁的婴幼儿。本病属于中医"春温""温疫"范畴,初起时邪在卫气分,治宜清热解毒、疏表达邪;高热发斑期提示邪在营血分,当清营凉血、泄热熄风;疾病恢复期往往热伤气阴,又当益气养阴、清解余热。本病属于烈性传染病,来势凶猛,宜尽早就医,采用中西医结合方案诊治,再配合上饮食调护,有助于疾病的早日康复。

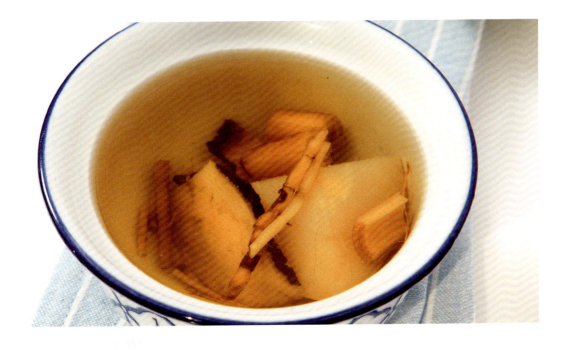

三根雪梨饮

材料

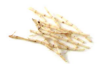

白茅根30克

芦根30克

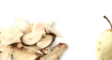

岗梅根30克

雪梨2个

做法

1．雪梨洗净，"十"字切开，去核。
2．所有材料共入瓦煲内，加入清水750毫升左右（约3碗水），先武火煮沸，之后改文火慢熬1小时。
3．下适量冰糖冲兑即可。

分量

适合1-2人食用或每人每日2-3次分服。

功效

清热解毒，疏表达邪。

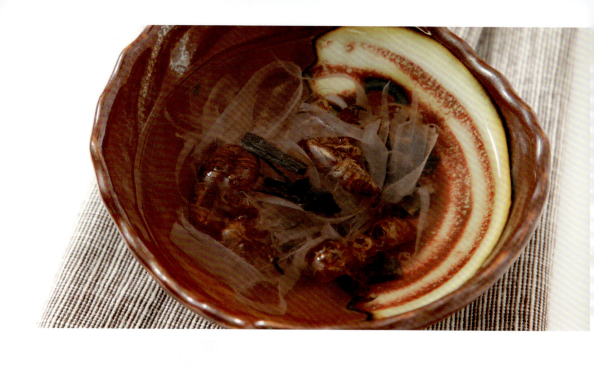

双角蝉蜕清炖椰子水

材料

羚羊角丝1克

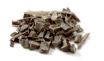

水牛角20克

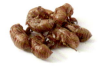

蝉蜕5克

椰子水1份（即1个椰子内的水量）

做法

1. 所有材料共入炖盅，隔水炖3个小时左右。
2. 不放盐温服。

分量

适合1-2人食用或每人每日2-3次分服。

功效

清营凉血，熄风解痉。

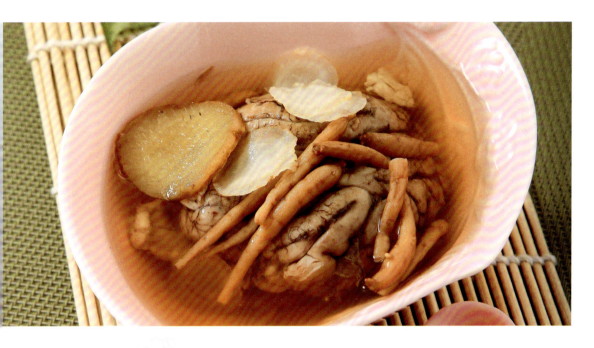

西洋参太子参炖猪脑汤

材料

西洋参5克

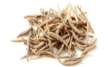
太子参30克

猪脑1副

做法

1. 西洋参切片；用牙签挑去猪脑的红筋膜，漂洗净。
2. 所有材料共入炖盅，加入清水500毫升左右（约2碗水），隔水炖3个小时左右。
3. 调入适量食盐便可温服。

分量

适合2-3人食用。

功效

益气养阴，清解余热。

小儿肝炎

小儿肝炎即儿童病毒性肝炎，是临床常见病、多发病。在我国，小儿肝炎以甲型居多，乙型次之，丙肝与混合感染也有所见。儿童病毒性肝炎急性期可分为黄疸型和无黄疸型。黄疸型肝炎可归属于中医学"黄疸"一病，根据其不同症候特点又可分为"阳黄"和"阴黄"两个证型。而无黄疸型肝炎多从中医"胁痛""郁证""胃痞"等病症论治。阳黄的病因主要是湿热蕴结于肝胆，治宜清热疏肝、利湿退黄；阴黄是由于寒湿凝滞中焦肝胆，胆汁疏泄不利所致，治疗要温化寒湿。无黄疸型肝炎多是转入慢性、迁延性肝炎阶段，日常调理重在健运脾胃、滋补肝肾。食疗在小儿肝炎症状改善、保护肝功能和抑制肝炎病毒上有很好的辅助治疗作用。对于患病毒性肝炎的小儿，原则上可参考成人的饮食调养方，根据年龄和病情，酌减食物或者中草药的用量即可。

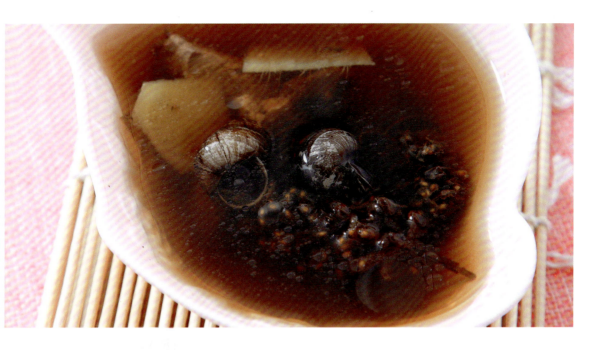

绵茵陈夏枯草煲田螺汤

材料

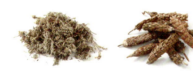

绵茵陈15克　　夏枯草20克

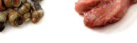

田螺20个　　猪瘦肉100克

生姜3片

做法

1. 绵茵陈浸泡，洗净；夏枯草洗净，稍浸泡；田螺肉洗净；猪瘦肉洗净，余水后切块。
2. 所有材料一起放进瓦煲内，加入清水1500毫升左右（约6碗水），武火煮沸后，改小火煲约2小时。
3. 调入适量食盐便可温服。

分量

适合2-3人食用。

功效

清肝利胆，利湿退黄。

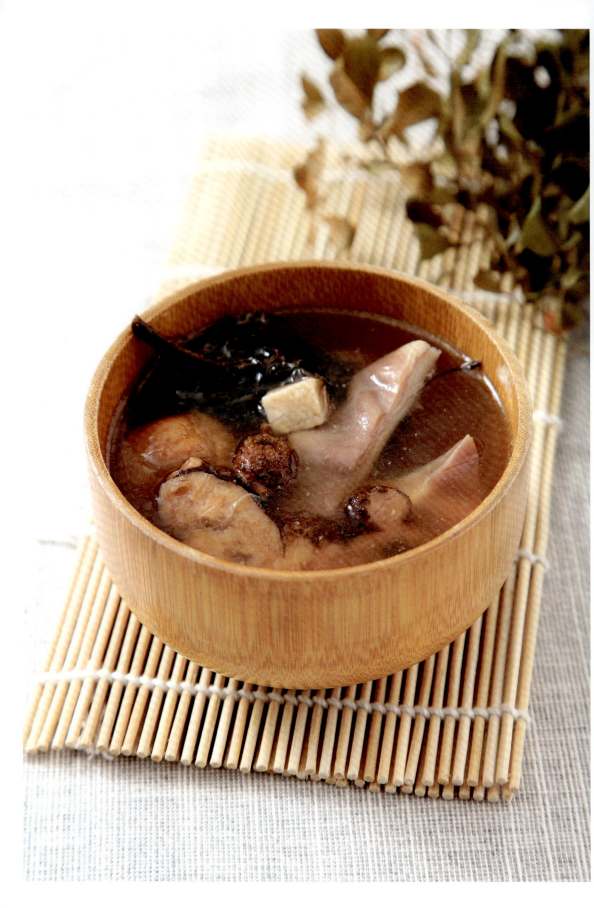

苓术茵陈煲猪肚汤

材料

茯苓30克

白术15克

绵茵陈15克

春砂仁5克

猪肚约250克

蜜枣2枚

生姜2片

做法

1. 猪肚洗净，刮去白黏膜，翻转过来后用生粉反复揉擦，冲洗干净，之后汆水，切条状备用。
2. 所有材料共入瓦煲内，加入清水1500毫升左右（约6碗水），先武火煮沸，之后改文火慢熬2小时。
3. 调入适量食盐便可温服。

分量

适合3-4人食用。

功效

温化寒湿，健脾退黄。

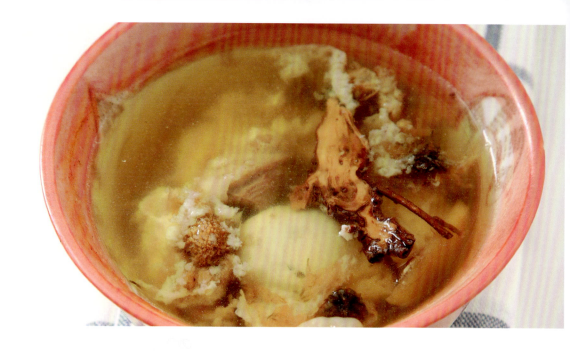

枸杞头菊花煲青皮鸭蛋汤

材料

鲜枸杞头400克

干品菊花10克

青皮鸭蛋3个

瘦肉100克

生姜2片

做法

1. 鲜枸杞头洗净，斩段；菊花稍浸泡；猪瘦肉洗净，氽水后切成小方块。
2. 所有材料共入瓦煲，加入清水1500毫升左右（约6碗水），武火煮沸后改文火先煲半小时。
3. 青皮鸭蛋剥壳后再把鸭蛋放进瓦煲，改文火继续煲1小时。
4. 调入适量食盐便可温服。

分量

适合3-4人食用。

功效

滋补肝肾，解毒养肝。

痢疾

细菌性痢疾是小儿肠道传染病，临床以发热、腹痛、腹泻、脓血便、里急后重为特点。中毒性菌痢是其中严重的临床类型，可发生频繁惊厥、休克、呼吸衰竭，易导致患儿发生死亡。现代随着社会进步，本病的发病有下降趋势，食疗对本病有一定的辅助治疗作用，建议在西医常规的治疗上配合中医治疗，可加快改善患儿症状，促进早日痊愈。痢疾的急性期中医治疗宜清热利湿，解毒止痢；痢疾缓解期时要温中健脾，固涩止泻。

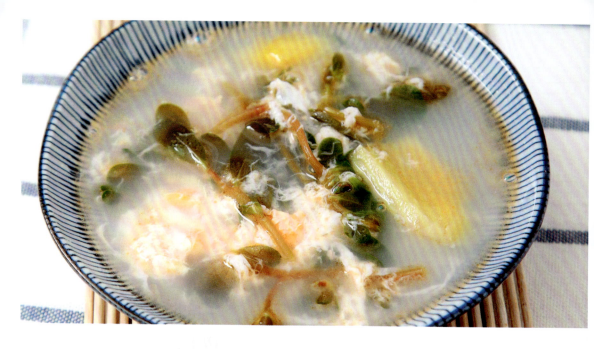

鲜马齿苋滚咸蛋汤

材料

鲜马齿苋400克

生咸蛋2个

生姜3片

注：生咸蛋蛋黄已凝固，蛋清是液态。

做法

1．马齿苋洗净；生咸蛋去壳，取出蛋黄切对半，并用刀面压扁，蛋液另盛起。
2．于镬中加入清水1500毫升左右（约6碗水）和姜，武火煲沸后，下马齿苋，滚至刚熟，下咸蛋滚至熟，下蛋液拌匀。
3．调入适量食盐和少许花生油即可温服。亦汤亦菜。

分量

适合3-4人食用。

功效

清热利湿，解毒止痢。

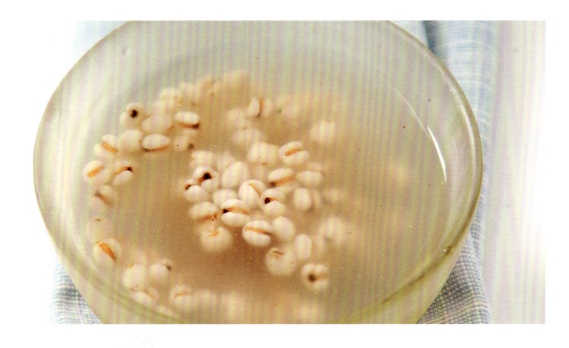

薏米藕粉羹

材料

薏米30克

藕粉30克

葡萄糖粉适量

做法

1．藕粉加葡萄糖粉用少量清水调匀成浆备用；薏米洗净放入瓦煲内。

2．加入清水500毫升左右（约2碗水），武火煮沸后调文火慢熬半小时。

3．调入藕粉浆，边加边不停搅拌，煮熟成糊状即可关火，温服。

分量

适合2人食用。

功效

清热解暑，祛湿止泻。

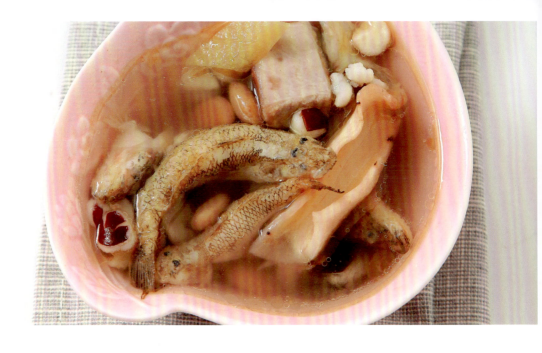

淮山芡实炒扁豆煲笋壳鱼

材料

淮山30克

芡实30克

炒扁豆30克

猪瘦肉100克

笋壳鱼1-2条
（约400克）

生姜3片

做法

1. 3种中药材浸泡1小时左右；笋壳鱼宰洗干净后下油锅煎至鱼身两面微黄，再溅入少许清水煮沸备用；猪瘦肉洗净，氽水后切大块。
2. 药材、猪瘦肉和生姜一起放入瓦煲内，加入清水1500毫升左右（约6碗水），武火煮沸后调文火慢熬1小时，之后倒入笋壳鱼和鱼汤再煲半小时左右。
3. 调入适量食盐便可温服。

分量

适合3-4人食用。

功效

健脾利湿，清润补阳。

皮肤科疾病

湿疹

小儿湿疹的病因较复杂，其发病与多种内外因素有关，有时很难明确具体的病因。中医认为湿疹主要与湿邪有关，称本病为"湿毒疮"或"湿气疮"。所谓"毒"，是指一些热毒，令身体产生排斥及敏感反应，而这些热毒可能是由食物、药物或接触日常用品（如油漆、化工胶、樟脑丸等）引致。至于"湿"，是指身体机能受湿阻以致经络、脉络呆滞，水液的运行停滞不顺，肌表便会处于"湿"的状态，常见症状就是湿疹了。急性的小儿湿疹多见湿热之证，慢性湿疹多为虚实夹杂之证。治疗时急性期以清热利湿、解毒祛风为治法，慢性期常以疏风养血、润燥健脾为主。

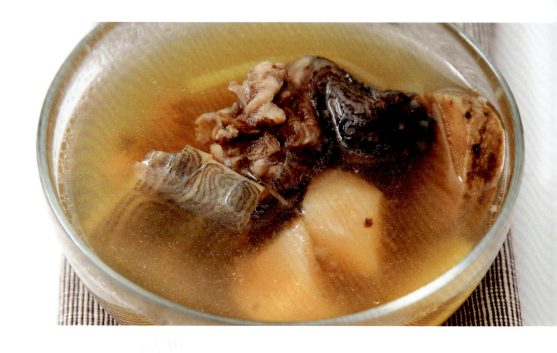

鲜土茯苓煲乌龟汤

材料

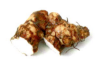

鲜土茯苓200克

泽泻10克

乌龟1只（约400克）

生姜3片

蜜枣2颗

做法

1．乌龟宰洗干净，龟甲保留，斩大件，氽水后备用；土茯苓刮皮后洗净，切块，与泽泻一起装入汤料包内，扎好袋口。
2．所有材料共入瓦煲，加入清水2000毫升左右（约8碗水），先武火煮沸，再转文火煲2.5小时左右。
3．调入适量食盐便可温服。

分量

适合3-4人食用。

功效

清补解毒，祛湿止痒。

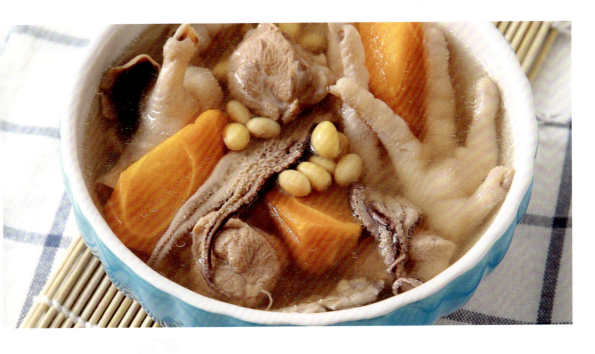

胡萝卜黄豆鸡脚煲章鱼汤

材料

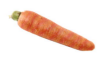
胡萝卜200克

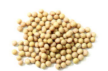
黄豆50克

鸡脚4只

章鱼干100克

猪腱子肉250克

生姜2片

做法

1．胡萝卜洗净，刮皮后切大块；黄豆和章鱼干隔夜浸泡，章鱼干剪成小块。
2．鸡脚和猪腱子肉洗净后余水，用刀背把鸡脚拍碎，猪腱子肉切成小方块。
3．所有材料一起放入瓦煲内，加入清水2000毫升左右（约8碗水），先武火煮沸，之后改文火慢熬2小时。
4．进饮时调入适量食盐便可温服。

分量

适合3-4人食用。

功效

健脾开胃，补虚助长。

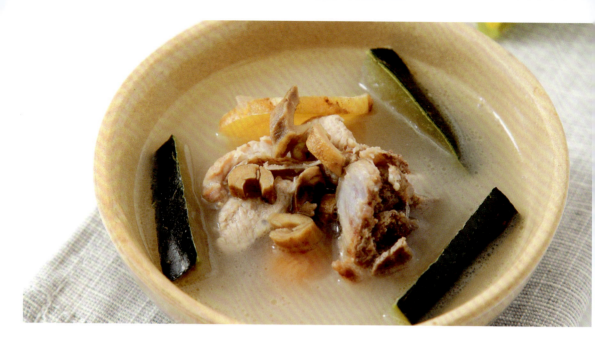

白鲜皮薏米煲冬瓜汤

材料

白鲜皮30克

薏苡仁40克

冬瓜400克

猪脊骨200克

生姜3片

蜜枣2颗

做法

1. 薏米放入铁锅干炒至微黄；冬瓜洗净，连皮一起切大块；猪脊骨洗净，氽水后斩大块。
2. 所有材料共入瓦煲，加入清水2000毫升左右（约8碗水），先武火煮沸，再转文火煲2小时左右。
3. 调入适量食盐便可温服。

分量

适合3-4人食用。

功效

清热祛湿，祛风止痒。

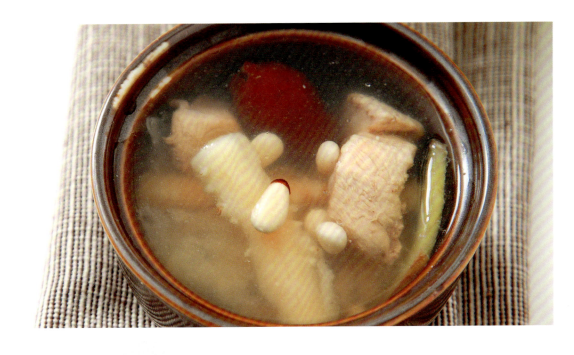

松子仁沙参红枣炖兔肉汤

材料

松子仁15克　　北沙参15克

红枣3颗　　　兔肉200克

生姜2片

做法

1. 兔肉洗净，汆水后切块；红枣去核。
2. 所有材料共入炖盅，加入清水750毫升左右（约3碗水），隔水炖2小时左右。
3. 调入适量食盐便可温服。

分量

适合2-3人食用。

功效

养血润燥，益肺健脾。

痱子

痱子亦称为粟粒疹，是由于在高温闷热的气候环境中出汗过多且不易蒸发，致使人体汗腺导管口阻塞，汗液潴留后汗管破裂而引起汗液外溢渗入周围组织引起的浅表性炎症反应。小儿的汗腺功能尚未健全，所以在夏秋季高发，特别是形体肥胖的儿童。根据局部痱子的形态特征，痱子在临床上分三种类型：红痱、白痱和脓痱。中医认为痱子系由湿郁腠理、热蕴肌肤，体表肌腠不得发泄所致。在夏秋炎热季节，常食用一些清凉饮食，可以清解小儿体内的暑热湿毒之邪，对于有效防治小儿痱子有较好的作用。

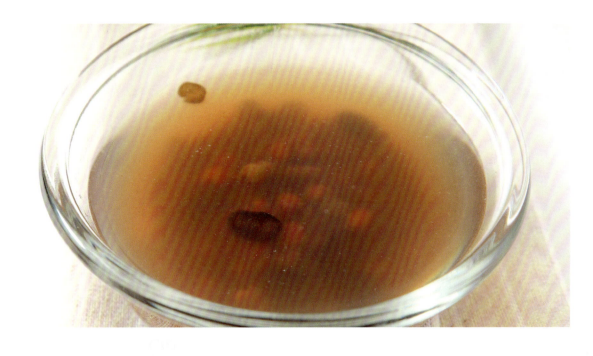

祛暑四豆汤

材料

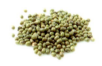
绿豆30克

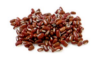
赤小豆30克

黑豆30克

薏苡仁30克

做法

1. 4样食材洗净，稍浸泡1小时。
2. 所有材料共入瓦煲内，加入清水1500毫升左右（约6碗水），先武火煮沸，再转文火煲1小时左右。
3. 根据个人口味下适量红糖或者食盐便可饮用。

分量

适合3-4人食用。

功效

清热解暑，健脾利湿。

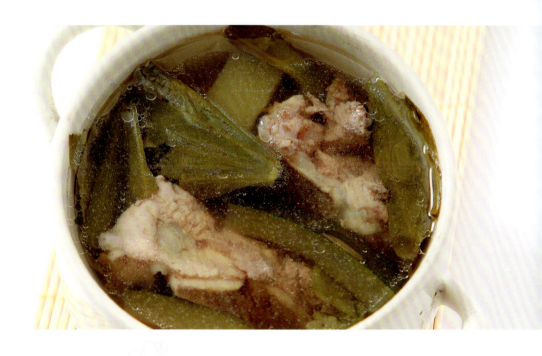

荷叶翠衣煲猪扇骨汤

材料

鲜荷叶150克

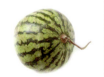
西瓜翠衣
（即西瓜皮）300克

猪扇骨400克

生姜2片

做法

1. 鲜荷叶洗净，撕成小片；西瓜翠衣切大块；猪扇骨洗净，汆水后斩大件。
2. 所有材料共入瓦煲，加入清水2000毫升左右（约8碗水），先武火煮沸，再转文火煲1.5小时。
3. 调入适量食盐便可温服。

分量

适合3-4人食用。

功效

清热利尿，解暑防痱。

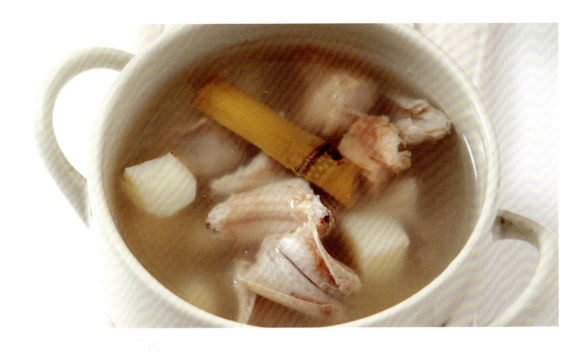

竹蔗马蹄煲水蛇汤

材料

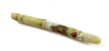

竹蔗150克　　马蹄100克

水蛇250克　　猪瘦肉100克

生姜3片

做法

1. 竹蔗去皮，洗净后"十"字剖开，斩小段；马蹄去皮，洗净后"十"字切开；水蛇去蛇皮，宰洗干净后斩段；猪瘦肉洗净，与水蛇段一起氽水后备用。
2. 所有材料共入瓦煲内，加入清水2000毫升左右（约8碗水），先武火煮沸，再转文火煲2小时。
3. 调入适量食盐便可温服。

分量

适合3-4人食用。

功效

清热润燥，祛风解毒。

接触性皮炎

接触性皮炎是由于接触到有刺激性的物质所导致的皮肤急性炎症。常见的刺激物有橡胶、人造染料、塑料、植物、溶液、洗衣粉、药用软膏、化妆品和油漆等。典型的症状可见发炎性鳞状皮疹、奇痒，有时接触部位呈水疱样皮疹，甚至有渗出。从中医角度分析，本病属于风热袭表、湿毒内蕴证型多见，治宜清热凉血、利湿解毒。小儿接触性皮炎具有自愈倾向，一般去除病因，治疗正确，一至二周即可痊愈。只要积极预防，小儿接触性皮炎是可以避免发生的。食疗对本病症有治疗和辅助治疗作用。

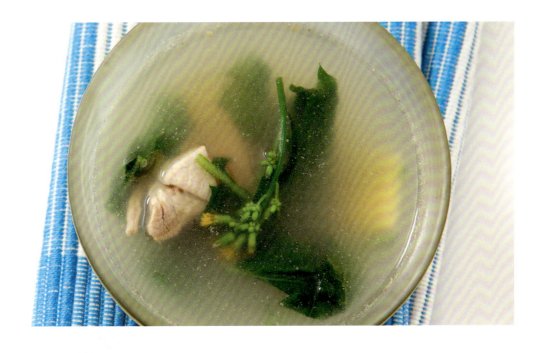

鲜蒲公英滚土猪肉汤

材料

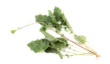
鲜蒲公英150克

土猪肉150克

生姜2片

做法

1. 鲜蒲公英洗净，去根头后切段；土猪肉洗净，切薄片，用少许花生油、生抽和生粉稍腌制片刻。
2. 锅里加入清水1000毫升左右（约4碗水）和生姜片，武火煮沸后先下土猪肉片滚开，之后加入蒲公英段滚至熟。
3. 调入适量食盐便可温服。

分量

适合2-3人食用。

功效

清热解毒，消炎祛湿。

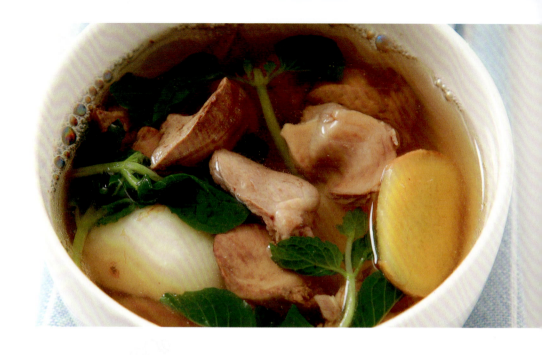

鲜薄荷叶马蹄滚鸡杂汤

材料

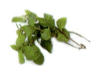
鲜薄荷叶30克

马蹄200克

鸡肝2副

鸡心2副

鸡肾2副

生姜2片

做法

1．鲜薄荷叶洗净；马蹄洗净，去皮后"十"字切开；鸡杂洗净，切为片状，抹干水分，用生粉、生抽、花生油各1汤匙拌腌片刻。

2．置姜片起油锅，加入清水1500毫升左右（约6碗水），武火煎沸后，依次放入鸡杂、马蹄滚至熟，再下薄荷叶，稍滚片刻。

3．调入适量食盐和花生油便可温服。

分量

适合3-4人食用。

功效

疏散风热，凉血止痒。

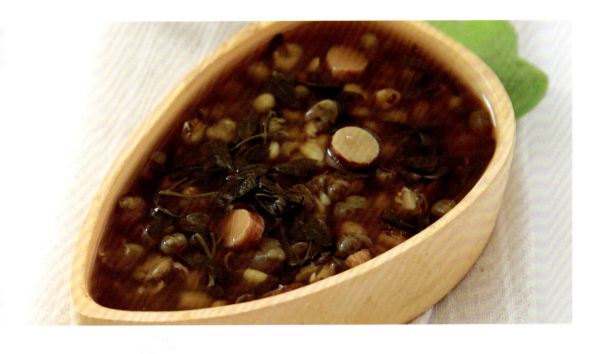

臭草绿豆甘草汤

材料

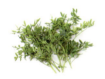

鲜臭草30克　　绿豆100克

甘草10克

做法

1. 绿豆洗净，浸泡1小时；鲜臭草洗净，切小段。
2. 所有材料共入瓦煲内，加入清水1500毫升左右（约6碗水），先武火煮沸，之后改文火慢熬1小时。
3. 最后根据个人口味加入适量红糖即可。

分量

适合3-4人食用。

功效

清热解毒，凉血消疹。

其他儿童常见病症

发热

发热是指体温超过正常范围高限，是小儿十分常见的一种症状。正常小儿腋表体温为36-37℃，腋表温度如超过37.4℃可认为是发热。发热只是疾病的一种表现，而不是一种独立的疾病。因此，对小儿发热不能单纯地着眼于退热，而应该积极寻找发热的原因，治疗原发病。本篇章中所推荐的几款辅助退热治疗汤饮主要是针对小儿常见病中有发热症状者，并且这种发热属于中医辨证中的热证和实证者最为适宜。

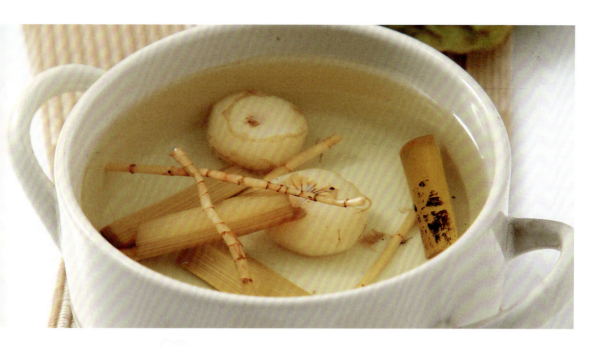

竹蔗马蹄茅根饮

材料

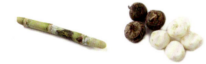

竹蔗200克　　马蹄6个

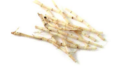

鲜白茅根50克

做法

1. 白茅根洗净；竹蔗去皮后斩断，"十"字剖开；马蹄去皮后切块。
2. 所有材料共入瓦煲，加入清水1500毫升左右（6碗水），先武火煮沸，之后改文火慢熬1.5小时即可。

分量

适合2-3人食用。

功效

清热降火，生津止渴。

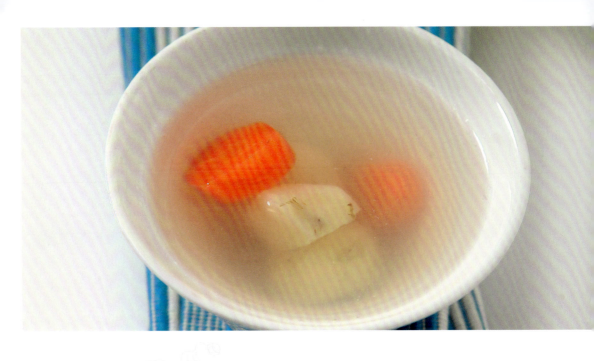

胡萝卜马蹄饮

材料

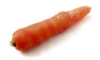

胡萝卜250克

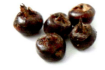

马蹄250克

做法

1. 胡萝卜和马蹄洗净，两者均去皮后切块。
2. 所有材料共入瓦煲，加入清水1500毫升左右（约6碗水），先武火煮沸，之后改文火慢熬1.5小时。
3. 分次当茶水饮用。

分量

适合2-3人食用。

功效

清热润燥，利水开胃。

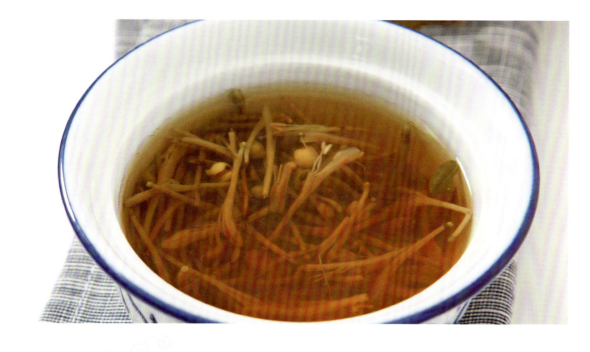

金银花薏米煲绿豆甜汤

材料

金银花30克

生薏米30克

绿豆100克

做法

1. 金银花、薏米和绿豆洗净，薏米和绿豆浸泡1小时左右。
2. 所有材料共入瓦煲，加入清水1500毫升左右（约6碗水），先武火煮沸，之后改文火慢熬1.5小时。
3. 根据个人口味调入适量冰糖食用。

分量

适合2-3人食用。

功效

清热解毒，凉血利尿。

川崎病

川崎病又称皮肤黏膜淋巴结综合征,是一种以全身血管炎变为主要病理的急性发热性出疹性小儿疾病。本病可发生严重心血管病变,近年来发病有增多趋势。川崎病的主要症状是持续性发热,抗生素治疗无效,常见双侧眼结膜充血,口唇潮红,见皲裂或出血,可见杨梅样舌,手掌和足底出现潮红肿胀,10天后出现特征性指端、趾端大片状脱皮,有的患儿还有颈淋巴结肿大,常合并出现心脏损害,表现出心肌炎、心包炎和心内膜炎的临床症状。本病如能配合清热解毒、凉血活血的药膳食疗,可减轻症状,缩短疗程,促进患儿早日康复。

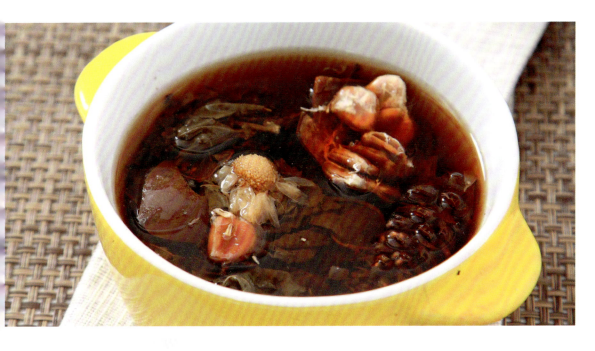

桑菊罗汉果饮

材料

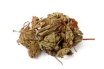
冬桑叶15克

杭菊花10克

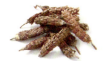
夏枯草15克

罗汉果1/4个

做法

1. 所有材料共入瓦煲内，加入清水750毫升左右（约3碗水），先浸泡10分钟左右，之后武火煮沸，再改文火慢熬20分钟左右。
2. 分1-2次温服。

分量

适合1-2人食用。

功效

清热散结，凉血解毒。

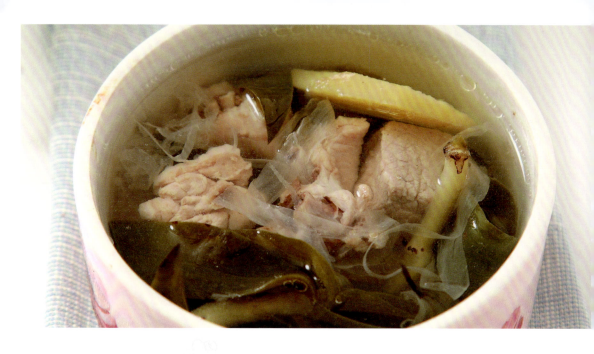

羚羊角痰火草炖鹧鸪汤

材料

羚羊角丝1克

鲜痰火草50克

鹧鸪1只

猪瘦肉50克

生姜2片

做法

1. 鲜痰火草洗净，切段；鹧鸪宰洗干净，汆水后斩大块；猪瘦肉洗净，汆水后切小方块。
2. 所有材料共入炖盅，加入清水750毫升左右（约3碗水），隔水炖3小时左右。
3. 调入适量食盐便可温服。

分量

适合2-3人食用。

功效

凉血退热，解毒散结。

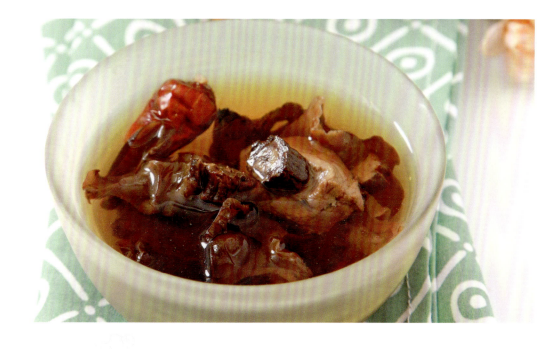

黑木耳丹参煲瘦肉汤

材料

黑木耳25克

丹参15克

红枣3枚

猪瘦肉200克

生姜1片

做法

1. 黑木耳浸泡,洗净,切块;猪瘦肉洗净,氽水后切大块;红枣去核。
2. 所有材料共入瓦煲内,加入清水1250毫升左右(约5碗水),先武火煮沸,之后改文火慢熬1小时左右。
3. 调入适量食盐便可温服。

分量

适合2-3人食用。

功效

凉血解毒,活血化瘀。

儿童多动症

儿童多动症又称为儿童学习技能发育障碍，是一种轻微脑功能障碍综合征。也是一种较为常见的儿童心理障碍性疾病，患儿的智力正常或基本正常，仅在学习和行为及性情方面有缺陷，多数患儿自婴幼儿期即出现症状，表现为易兴奋、夜睡不安、喂养不合作等。随着患儿年龄逐渐增长，症状会逐渐明显，主要表现为注意力不集中、做事不专心、好走神、动作过多、上课好做小动作、好说话、任性冲动、情绪不稳、自控能力差等。本病自愈率低，需尽早干预治疗。从中医角度看，儿童多动症当属中医"脏躁""健忘"范畴，有虚证也有实证。虚证多见于肝肾阴虚，相火妄动；心脾两虚，神失所养。实证多见于痰火上犯，扰乱心神。以下推荐的药膳汤饮口味易于为小孩接受，且容易长期坚持辅助治疗。

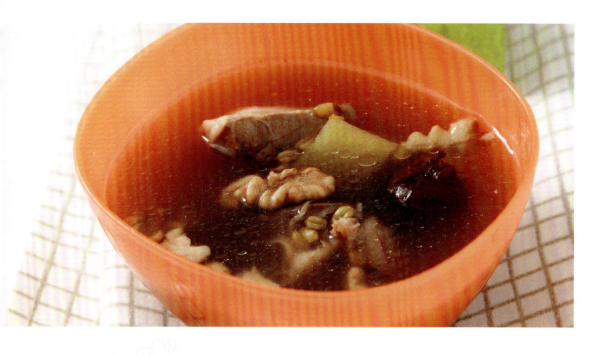

甘麦红枣核桃煲猪心

材料

浮小麦30克

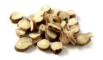

甘草3克

红枣6颗

核桃仁20克

猪心1个

做法

1. 猪心洗净,汆水后切块;红枣去核。
2. 所有材料共入瓦煲,加入清水1500毫升左右(约6碗水),先武火煮沸,之后改文火慢熬2小时。
3. 调入适量食盐便可温服。

分量

适合3-4人食用。

功效

健脾补肾,养心安神。

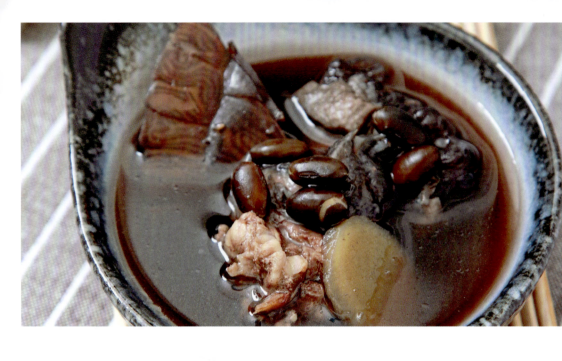

黑豆珍珠母煲乌龟汤

材料

黑豆50克　　珍珠母30克

乌龟1只（约500克）　　生姜2片

做法

1．黑豆和珍珠母洗净，隔夜浸泡；乌龟宰洗干净后斩块，之后汆水备用。
2．所有材料共入瓦煲，加入清水1500毫升左右（约6碗水），先武火煮沸，之后改文火慢熬2小时。
3．调入适量食盐便可温服。

分量

适合3-4人食用。

功效

滋阴补肾，平肝宁神。

虫证

虫证尤以肠道寄生虫病为小儿常见病症。一般的肠道寄生虫包括蛔虫、蛲虫、钩虫等。肠道寄生虫疾病主要经粪—口途径传播，所以日常要教育小孩养成爱清洁、讲卫生、勤洗手的良好卫生习惯。做到饭前便后要洗手，加强粪便管理，减少污染。本篇主要介绍几款简单而又行之有效的驱虫汤饮为大家参考使用。需要提醒各位父母的是，驱虫药大多容易伤小儿的脾胃正气，所以驱虫后可参考本书中其他章节的内容，选用有健运脾胃功效的汤水进行善后调理。

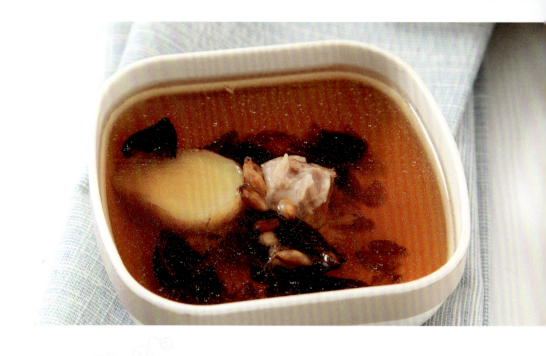

使君子谷芽煲猪瘦肉汤

材料

使君子5-8粒

炒谷芽15克

猪瘦肉200克

生姜2片

做法

1．使君子和炒谷芽洗净，稍浸泡；猪瘦肉洗净，汆水后切块。
2．所有材料共入瓦煲内，加入清水1500毫升左右（约6碗水），武火煮沸后改文火慢熬1.5小时。
3．调入适量食盐便可温服。

分量

适合3-4人食用。

功效

驱除蛔虫，健胃消积。

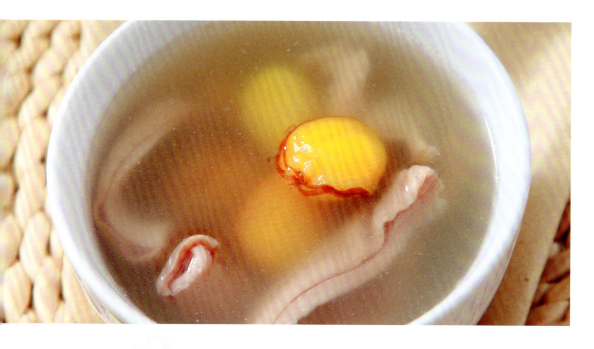

南瓜子凤眼果煲猪肚汤

材料

凤眼果(苹婆果)10个　南瓜子50克

猪肚200克　生姜3片

做法

1．凤眼果去壳；南瓜子干炒熟；猪肚洗净，刮去白黏膜，翻转过来后用生粉反复揉擦，冲洗干净，之后余水，切条状备用。
2．所有材料共入瓦煲内，加入清水1500毫升左右(约6碗水)，先武火煮沸，之后改文火慢熬2小时。
3．调入适量食盐便可温服。

分量

适合3-4人食用。

功效

驱虫消积，健脾益胃。

佝偻病

维生素D缺乏性佝偻病是由于婴幼儿、儿童、青少年体内维生素D不足,引起钙、磷代谢紊乱,产生的一种以骨骼病变为特征的全身、慢性、营养性疾病,严重者发展成骨骼畸形。本病可参照中医的"夜惊""汗证""鸡胸""龟背"等病证治疗。患儿多由于先天胎禀不足,肾气亏虚;后天失养,脾胃虚弱,气血亏虚,以致脏腑、筋骨、肌肉失于滋养所致。治疗主要从健脾补肺、补肾填精、平肝安神等治法入手。

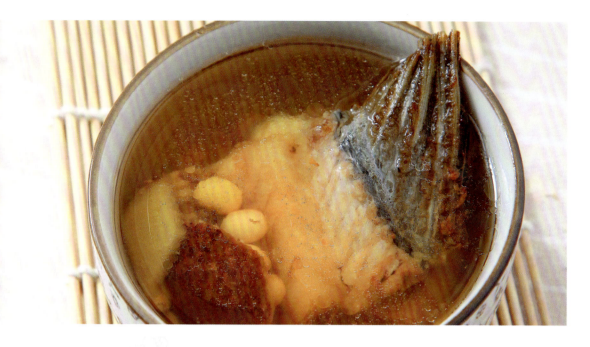

黄豆煲鲩鱼骨汤

材料

黄豆50克

鱼骨400克

猪瘦肉100克

陈皮5克

生姜3片

做法

1. 鲩鱼骨洗净，下锅先起油锅煎一煎（这样可保证鱼骨不腥且好味道，煲出来的汤似牛奶一样呈乳白色）；黄豆隔夜浸泡；猪瘦肉洗净，汆水后切块；陈皮浸泡软后刮去白囊。
2. 所有材料共入瓦煲内，加入清水2000毫升左右（约8碗水），武火煮沸后改文火慢熬1.5小时。
3. 调入适量食盐便可温服。

分量

适合3-4人食用。

功效

补钙健骨，益脾助长。

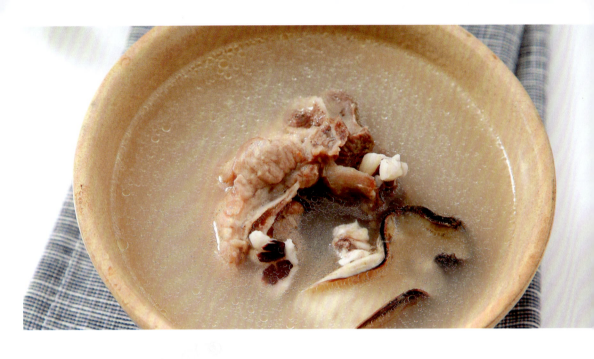

生蚝芡实煲猪骨汤

材料

生蚝肉100克

芡实50克

猪脊骨250克

生姜2片

做法

1. 生蚝肉洗净；猪脊骨洗净后斩大块，汆水备用；芡实稍浸泡1小时左右。
2. 所有材料共入瓦煲内，加入清水1500毫升左右（约6碗水），武火煮沸后改文火慢熬2小时。
3. 调入适量食盐便可温服。

分量

适合2-3人食用。

功效

健脾益肾，强壮筋骨。

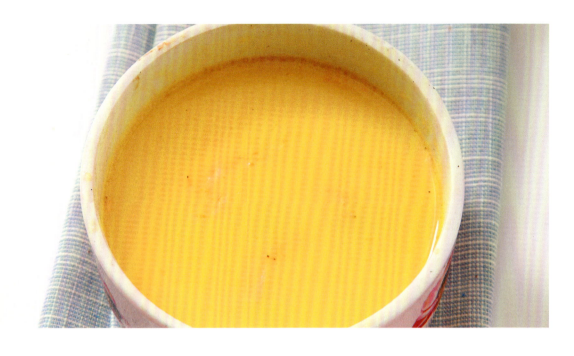

虾皮鹌鹑蛋羹

材料

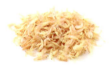

小虾皮15克

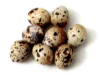

鹌鹑蛋10个

做法

1. 小虾皮洗净，稍浸泡；取鹌鹑蛋蛋黄和蛋清倒入大碗里，加入少许清水，然后和虾皮、食盐、花生油、生抽一起搅拌均匀。
2. 放入蒸笼内蒸熟即可。

分量

适合2人食用。

功效

补钙壮骨，益气健脾。

肥胖症

肥胖最简单又实用的鉴别方法是体重测量。儿童肥胖症的标准一般指体重超过同性别、同年龄健康儿或同身高健康儿平均体重的2个标准差；或超过同年龄、同性别平均体重的20%。临床多见的儿童肥胖症是单纯由于饮食过多所引起的肥胖，称为单纯性肥胖症。近年来单纯性肥胖症的发病率在我国有增多趋势。简单的筛查肥胖症的方法是通过计算体重指数(BMI)，即BMI=体重（kg）/身高的平方（m^2）作为标准。根据相关调查结果，儿童正常体重指数为15.5-21.2。如儿童体重指数≥21则为超重；如儿童体重指数＞22则为肥胖。

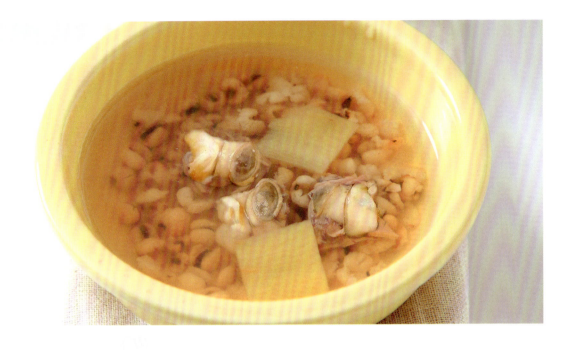

炒薏米炖田螺汤

材料

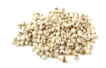

薏苡仁50克　　田螺200克

生姜3片

做法

1．锅烧热后倒入薏米炒至微黄，之后洗净，晾干水。
2．田螺取其肉（可请售者代去壳取肉），洗净。
3．所有材料一起放进炖盅内，加入清水750毫升左右（约3碗水）和少许花生油，加盖，隔水炖2.5小时左右。
4．调入适量食盐便可温服。

分量

适合2-3人食用。

功效

清热利水，祛湿减肥。

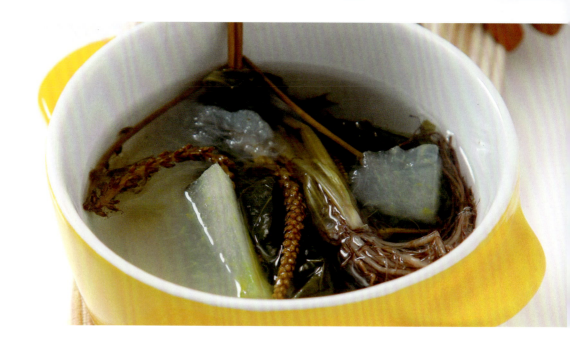

车前草煲冬瓜汤

材料

鲜车前草100克

冬瓜400克

生姜3片

注：用于减肥宜长期饮用，若胃有不适，可加适量猪瘦肉以中和胃气。

做法

1. 鲜车前草洗净，去根；冬瓜连皮和籽洗净，切厚片。
2. 所有材料一起放进瓦煲内，加入清水1500毫升左右（约6碗水），武火煲沸后改为文火煲1.5小时。
3. 调入适量食盐和花生油便可温服。

分量

适合2-3人食用。

功效

利水减肥，除烦止渴。

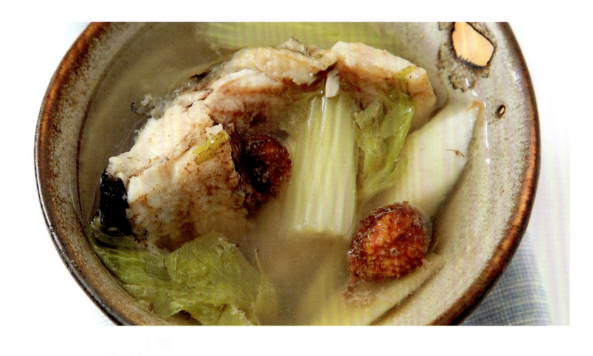

芹菜煲鲫鱼汤

材料

芹菜200克

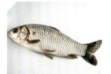
白鲫鱼1条

春砂仁5克

鲜淮山200克

生姜3片

做法

1. 芹菜取茎,洗净后切段;鲫鱼宰洗干净后下油锅煎至鱼身两面微黄,再溅入少许清水煮沸备用。
2. 除鲫鱼和春砂仁之外的全部材料一齐放入瓦煲内,加入清水1750毫升左右(约7碗水),先武火煮沸,之后改文火慢熬1小时。
3. 下鲫鱼、鱼汤和春砂仁,再煲半小时左右。
4. 调入适量食盐便可温服。

分量

适合3-4人食用。

功效

消脂减肥,行气去滞。

体弱亚健康儿童

提起亚健康，大家往往认为那只是大人们应该注意的问题，却很少有人注意到小儿这一群体。事实上，根据相关小儿"亚健康"流行病学的调查，小儿亚健康状态在现今社会非常常见。如果发现小孩出现面色萎黄或有白斑、黑眼圈、腹胀纳差、口唇色淡、牙齿毛发生长不好、体弱多病、身材消瘦等情况时，就要留意可能是亚健康的表现了。如果家长再不注意调理纠正，就很可能影响到小儿的生长发育和免疫系统功能，从而往汗证、疳积、发育不良、哮喘、过敏性疾病等病症发展。食疗在小儿亚健康状态的调理治疗上有非常好的效果，尤其是滋养调理类的汤水，既可以对体虚瘦小、脾虚纳差等亚健康状态的小儿辅助治疗之用，同时亦可以作为一般的小儿平素食养之用。

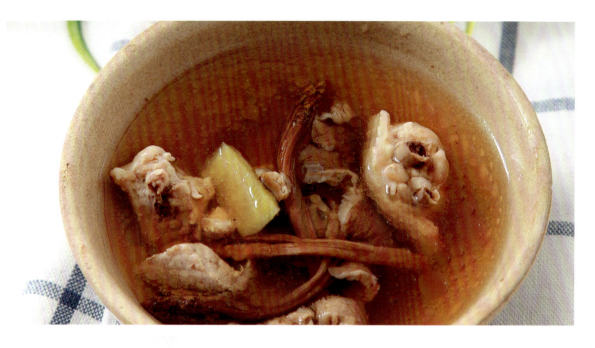

鸡枞菌煲珍珠鸡汤

材料

干品鸡枞菌50克

珍珠鸡600克

瘦肉100克

生姜2片

做法

1. 鸡枞菌洗净，温水稍浸泡；珍珠鸡切大块，瘦肉切大粒，两者氽水备用。
2. 所有材料共入瓦煲，加入清水2000毫升左右（约8碗水），先武火煮沸，再调文火慢熬2小时。
3. 调入适量食盐便可温服。

分量

适合3-4人食用。

功效

健脾益胃，扶正补虚。

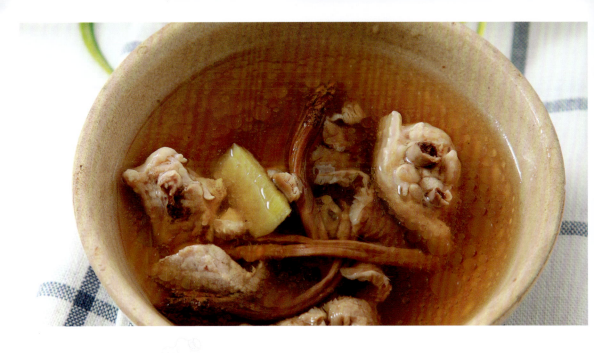

白糖参炖猪瘦肉汤

材料

白糖参30克

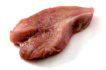

猪瘦肉300克

做法

1. 猪瘦肉洗净，汆水后切成小方块。
2. 所有材料共入炖盅，加入清水1000毫升左右（约4碗水），隔水炖2小时。
3. 调入适量食盐便可温服。

分量

适合3-4人食用。

功效

健脾，养胃，生津。

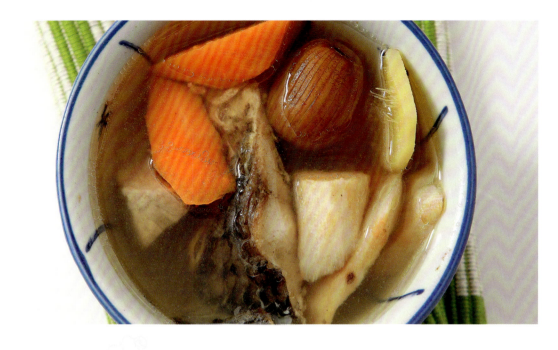

山药胡萝卜煲鲫鱼

材料

山药400克

胡萝卜200克

蜜枣2个

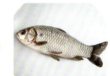
白鲫1条

猪瘦肉100克

生姜2片

做法

1. 山药去皮，切块；胡萝卜去皮，切角块；蜜枣去核；鲫鱼宰洗干净，在锅里煎至鱼身两面微黄，然后溅入少许清水煮沸。
2. 除鲫鱼之外的全部材料一起放入瓦煲内，加水1750毫升左右(约7碗水)，武火煲沸后改文火煲1个小时。
3. 倒入锅里的鲫鱼和鱼汤一起用文火再煲半小时。
4. 调入适量食盐便可温服。

分量

适合3-4人食用。

功效

清润开胃，健脾益气。

淋巴结肿大（淋巴结炎）

淋巴系统是人体重要的免疫系统群，它遍布全身上下，而孩子的免疫系统还比较薄弱，一旦有细菌或病毒从口、呼吸道、破损的皮肤等入侵人体时，淋巴系统就会出现增生性反应，这是人体的正常防御反应。所以上呼吸道或口腔感染时，小儿颈部及耳后淋巴结肿大最常见，其次若手足感染，会使腋下或腹股沟淋巴结增大。在一般情况下，单有淋巴结稍增大无疼痛，肿大淋巴结表面光滑、边界清、活动度好，亦无其他全身性不适症状时，父母无需过于担心，这是孩子成长中的正常现象，不算疾病，也无需治疗。如果淋巴结肿大伴疼痛和发热，或者全身性不适症状明显时，建议及时就医诊治。从中医来看，本病属于"瘰疬"范畴，多因肺胃热郁、外感毒邪、热毒壅塞或者痰火邪毒蕴结所致，多从清热解毒、化痰散结立法治疗。食疗对本病症的缓解有很好的辅助治疗作用。

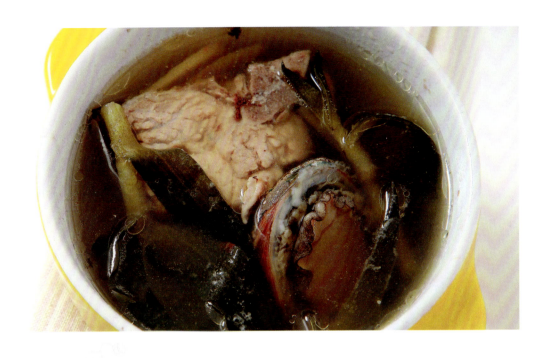

痰火草鲍鱼煲猪脊骨汤

材料

新鲜痰火草200克　　带壳鲜鲍鱼4只

 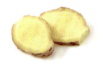

猪脊骨400克　　生姜2片

做法

1. 新鲜痰火草洗净；猪脊骨斩块，鲜鲍鱼连壳洗刷干净，之后两者汆水备用。
2. 所用材料共入瓦煲，加入清水约2000毫升（约8碗水），先武火煮沸，再调文火慢熬1小时左右。
3. 调入适量食盐便可温服。

分量

适合3-4人食用。

功效

化痰散结，滋阴软坚。

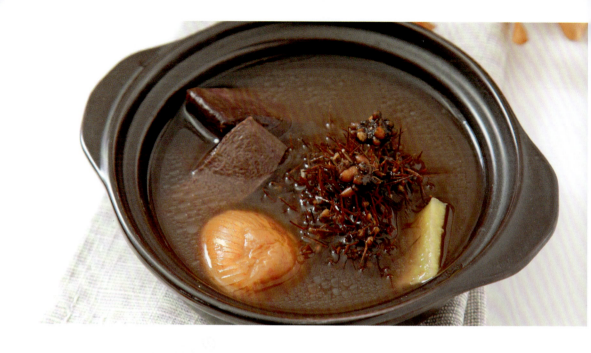

风栗壳猫爪草蜜枣煲猪横脷汤

材料

风栗壳20克

猫爪草20克

猪横脷2条

蜜枣2颗

生姜2片

做法

1. 风栗壳和猫爪草洗净；猪横脷洗净，汆水后切小段。
2. 所用材料共入瓦煲，加入清水1500毫升左右（约6碗水），先武火煮沸，再调文火慢熬1.5小时左右。
3. 调入适量食盐便可温服。

分量

适合2-3人食用。

功效

清痰火，消瘰疬。

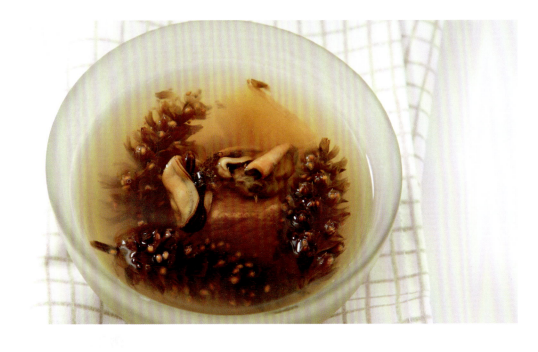

夏枯草淡菜炖猪瘦肉汤

材料

夏枯草30克

淡菜30克

猪瘦肉250克

生姜2片

做法

1．夏枯草和淡菜洗净；猪瘦肉洗净，汆水后切成小块。
2．所用材料共入炖盅，加入清水1000毫升左右（约4碗水），隔水炖2.5小时左右。
3．调入适量食盐便可温服。

分量

适合2-3人食用。

功效

养阴清热，散结软坚。

小儿汗证

小儿汗证的发生，多由体虚或维生素D缺乏性佝偻病所致。小儿脏腑娇嫩，元气未充，肌肤毛孔开合调节功能未全，所以病后容易出汗，汗出后又容易受凉。一般以入睡中汗出称之为"盗汗"；白天无故汗出多或动则大汗淋漓者称之为"自汗"。本病中医总的治疗原则是：气虚不摄者益气固表，阳虚汗脱者温阳实表，阴虚火旺者清火滋阴。对于小儿汗证，家长应抓紧时间帮孩子调护好，以免反复感冒，体质更虚。

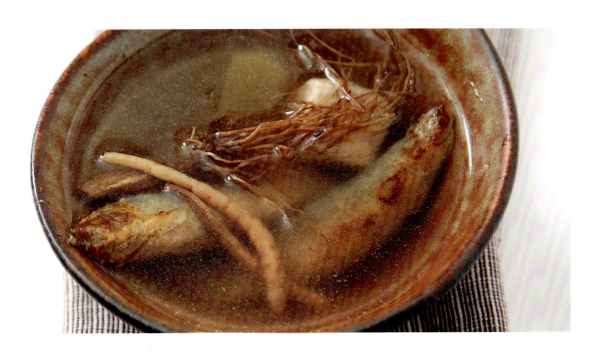

糯稻根太子参煲泥鳅汤

材料

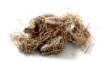
糯稻根25克

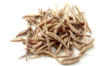
太子参30克

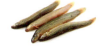
泥鳅250克

猪瘦肉100克

生姜2片

做法

1. 糯稻根用清水反复洗净；太子参稍浸泡，之后冲洗干净。
2. 用热水洗去泥鳅的黏液，剖腹去肠脏；再起油锅，用文火将泥鳅煎至金黄色。
3. 猪瘦肉洗净，飞水后切块。
4. 所有材料共入瓦煲内，加入清水2000毫升左右（约8碗水），先武火煮沸，再调文火慢熬1小时左右。
5. 调入适量食盐便可温服。

分量

适合3～4人食用。

功效

益气固表，养阴止汗。

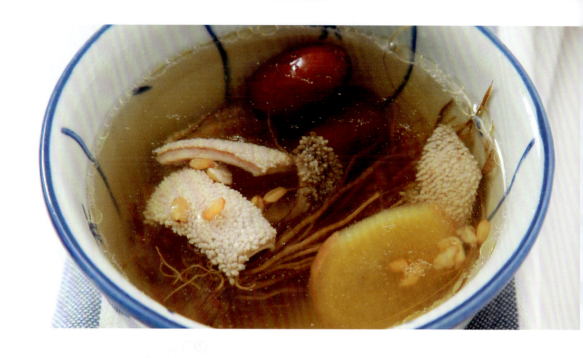

浮小麦糯稻根煲羊肚汤

材料

浮小麦30克　　糯稻根30克

羊肚300克　　红枣3颗

生姜3片

做法

1. 浮小麦以小火炒至黄色；羊肚洗净，置沸水中浸片刻，然后刮去黑衣，洗净，切小块；大枣去核。
2. 所有材料一起放进瓦煲内，加入清水1500毫升左右（约6碗水），武火滚沸后，改文火煲约2小时。
3. 调入适量食盐便可温服。

分量

适合2-3人食用。

功效

补虚，健脾，止汗。

中暑

在高温、高湿环境中或在烈日直射下活动时间过长，导致体温调节功能失调，引起水和电解质代谢紊乱和神经系统功能损害等一系列症状时，即为中暑或暑热症，一般将起病急、病情较重者称为中暑，起病缓、症状较轻、持续时间较长者称之为暑热症。一般小儿和大人的中暑表现症状大致相同，只不过小孩的体温调节中枢的功能相对发育不全，在其他的全身性临床症状方面也会表现得更严重，需要大人及时了解，然后早作处理。小儿的暑热症可以结合食疗来缓解，效果不错。

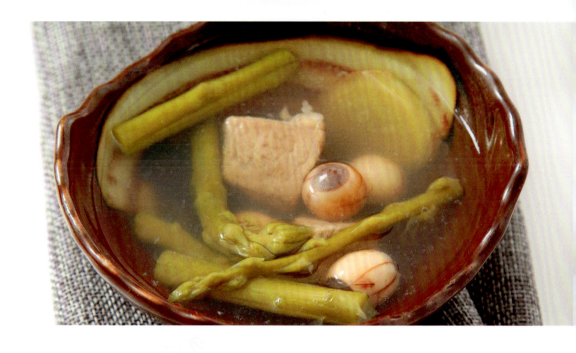

芦笋鲜莲子煲瘦肉汤

材料

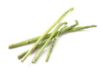
芦笋400克

鲜莲子100克

猪瘦肉200克

生姜3片

做法

1. 芦笋洗净，选取头茎部位；生莲子去芯，洗净；猪瘦肉洗净，切厚块。
2. 先把芦笋、猪瘦肉与生姜一起放进瓦煲内，加入清水2000毫升左右（约8碗水），武火煲沸后，改文火煲1小时。
3. 再下生莲子滚约20-30分钟。
4. 调入适量食盐便可温服。

分量

适合3-4人食用。

功效

清热下火，消暑益气。

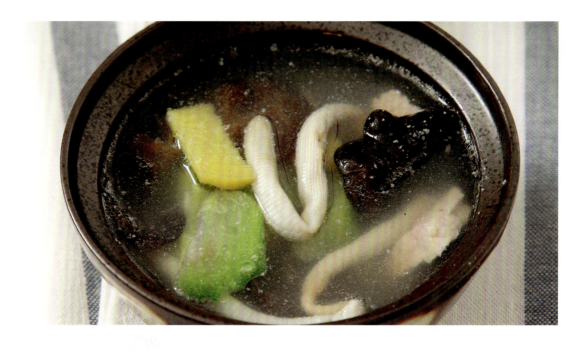

丝瓜黑木耳滚鲜沙虫

材料

鲜沙虫400克

黑木耳25克

猪瘦肉100克

丝瓜400克

生姜3片

做法

1. 用清水搓洗净沙虫,竹筷从一端穿入使其肉向外翻出,用清水再搓净至沙除干净;血水用纱布过滤出,备用。
2. 黑木耳浸发撕开;猪瘦肉切薄片。
3. 起油锅,下沙虫血水和姜,武火滚沸后熄火,撇净泡沫。
4. 重新加热煮沸后依次下黑木耳,再下瘦肉、沙虫和丝瓜,滚至刚熟下盐,当沙虫滚至变白色时熄火,下适量麻油便可温服。

分量

适合3-4人食用。

功效

清凉解暑,开胃滋阴。

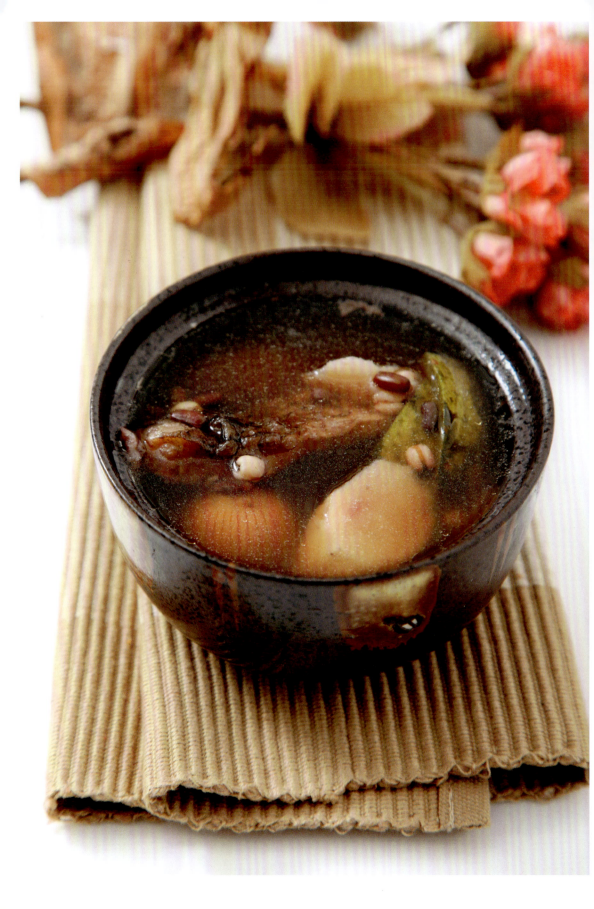

西瓜皮淮山薏米煲鲫鱼

材料

西瓜皮400克

淮山30克

薏米30克

赤小豆30克

蜜枣2个

鲫鱼500克

生姜3片

做法

1. 各材料洗净，西瓜皮切块；蜜枣去核；鲫鱼宰洗净，起油锅，用慢火煎至鱼身两面微黄，再溅入少许清水煮沸。
2. 所有材料一起放进瓦煲内，加入清水2000毫升左右（约8碗水），武火煲沸后，改为文火煲2小时。
3. 调入适量食盐便可温服。

分量

适合3-4人食用。

功效

清热解暑，和中益气。

五迟、五软

五迟是指立迟、行迟、语迟、发迟、齿迟；五软是指头项软、口软、手软、足软、肌肉软，均属于小儿生长发育障碍病症。本病对应西医学上的小儿脑发育不全、智力低下、脑性瘫痪、佝偻病等范畴。多数患儿由先天禀赋不足所致，病情较重者预后不良；少数由后天因素引起者，若症状较轻，治疗及时也可康复。中医认为，五迟五软的病因主要为先天禀赋不足，亦有属后天失于调养所致。本病的康复应以综合治疗为佳，合理喂养、科学调护均有助于本病症的改善。

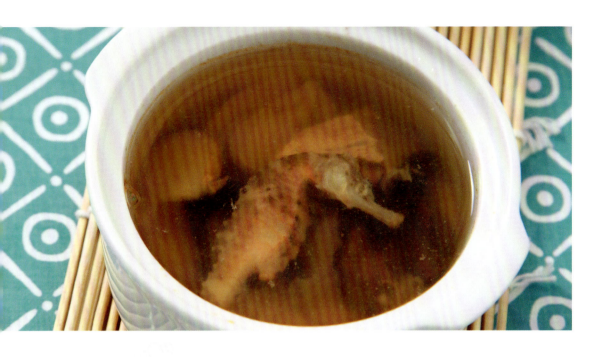

百合石菖蒲炖海马汤

材料

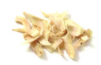
百合30克

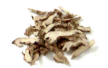
石菖蒲10克

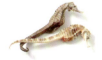
海马2条

猪瘦肉200克

生姜2片

做法

1．海马用温水稍浸泡；猪瘦肉洗净，氽水后切小方块。
2．所有材料共入炖盅，加清水1000毫升左右（约4碗水），隔水炖3小时。
3．调入适量食盐便可温服。

分量

适合3-4人食用。

功效

健脾肾，益心智。

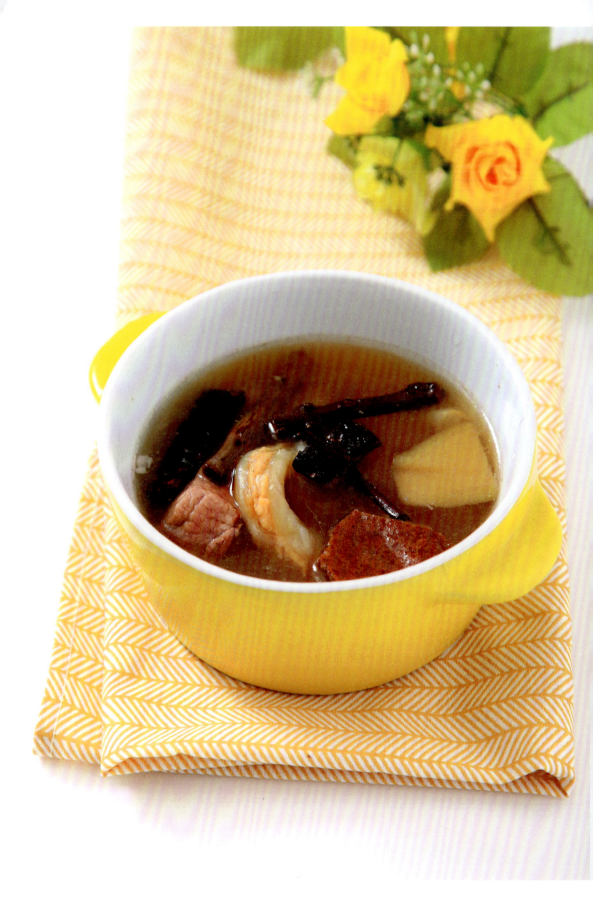

补肾强骨猪蹄筋汤

材料

干品猪蹄筋30克

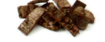
杜仲10克

怀牛膝10克

桑寄生10克

陈皮3克

猪瘦肉150克

生姜2片

做法

1．猪蹄筋隔夜清水浸泡，翌日用开水浸泡4小时后，再用清水洗净，切段。
2．猪瘦肉洗净，汆水后切大块。
3．所有材料共入瓦煲内，加入清水1250毫升左右（约5碗水），先武火煮沸，再调文火慢熬1.5小时左右。
4．调入适量食盐便可饮汤、吃筋和肉。

分量

适合2-3人食用。

功效

补肾培元，健骨强筋。

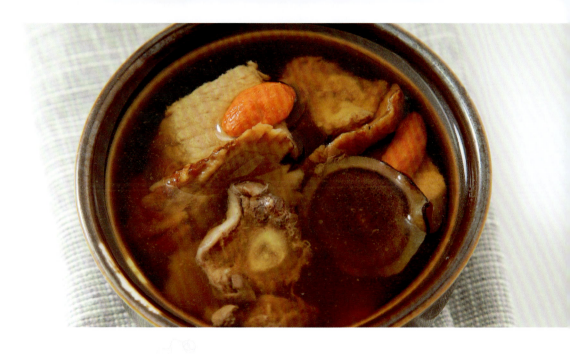

鹿茸参杞炖羊胎盘汤

材料

鹿茸3克

高丽参10克

枸杞15克

羊胎盘半个

猪瘦肉100克

生姜3片

做法

1. 高丽参切片；鹿茸和枸杞稍冲洗干净；猪瘦肉洗净，氽水后切小方块。
2. 羊胎盘用生粉、生抽各揉搓冲洗一遍，将洗净的羊胎盘置于有当归、川芎各10克的沸水中氽水一遍，冲洗干净后切小块。
3. 所有材料共入炖盅，加清水1250毫升左右（约5碗水），隔水炖3小时。
4. 调入适量食盐便可温服。

分量

适合3-4人食用。

功效

补肾填精，益气养血。